나는 그렇게
림프종을 만났다

# 나는 그렇게
# 림프종을 만났다 2
(임 파 선 암)

- 백혈병 환자도 아닌
- 갑상선암 환자도 아닌
- 림프종 환자의 병상일지

"투병 중일 때 기록한 생생한 기억과 과정을 통해,
현재 투병 중인 환우들에게 희망과 위안을 주고 싶습니다!"

김성남 지음

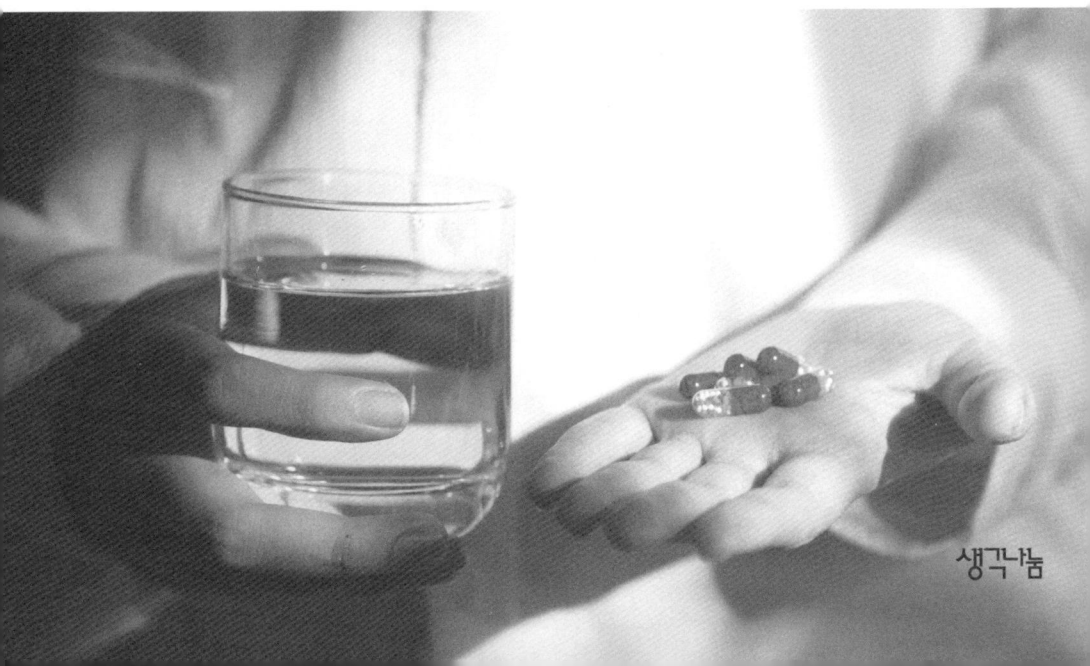

생각나눔

# PART II. 나의 투병 일기

### 2. HALF 타임 (자가 조혈모세포 이식을 위한 전처치)

- 항암 종료 후 휴식 I　　　　　　　| 9
- 조혈모세포 채집을 위한 입원 I　　| 28
- 항암 종료 후 휴식 II　　　　　　　| 49
- 조혈모세포 채집을 위한 입원 II　 | 57
- 무균실 입소 전의 자유　　　　　　| 69

### 3. 후반전 (자가 조혈모세포 이식과 그 후)

- 조혈모세포 이식 전 고용량 항암　　| 78
- 조혈모세포 이식 D-DAY + 7일　　　| 106
- 이식 후 부작용과 무균실의 무료함　| 123
- 무균실로부터 해방과 가정으로 복귀
  (이식 후 1년의 수치 기록)　　　　　| 152

# CONTENTS

## PART Ⅲ. 항암치료 이후의 것들

1. 보험 청구와 과정
   - 암 진단금 청구 | 165
   - 중심정맥관(케모포트, 히크만카테터)시술의 청구 | 171

2. 국민연금공단을 통한 장애연금 신청
   - 장애연금 알아보기 | 184
   - 장애연금 신청 과정 | 187

3. 조혈모세포기증에 관하여
   - 조혈모세포 기증에 관한 고찰 | 190
   - 소개 및 현황 | 193
   - 등록방법 | 198

● 에필로그
● Special thanks giving

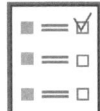

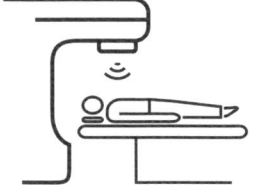

# PART II.

## 나의 투병 일기

## 2. HALF 타임 (자가 조혈모세포 이식을 위한 처치)
### 항암 종료 후 휴식 I

**항암 종료_3일_131일 차. 2016.6.10.금**

무던했던(아니, 사실은 힘겨웠던) 여섯 번의 항암이 종료되었다. 기존 항암 스케줄이었다면 수요일에 항암을 시행하고 목요일에 집으로 돌아왔겠지만, 난 이제 더 이상 항암을 진행하지 않는다. 그 대신 오늘! 치료의 최종 결과를 확인하기 위해 병원을 방문한다. 오늘은 혼자가 아닌 집사람과 함께 병원을 방문한다. 늘 혼자 오던 외래 진료를 집사람이 함께 해주니, 뭐라고 해야 할까? 음, 좀 어색하다고 표현해야 하나?

담당 교수를 마주한 시간, 묘한 긴장감이 흐른다. 대기석에서 얼마를 기다렸을까? 호명되어 진료실로 들어갔다. 상투적인 인사와 안부를 묻는 의사님의 표정이 그리 화창해 보이지 않는다. 왠지 좋지 않은 느낌이 밀려옴도 잠시, 담당 교수께서 말을 한다.

교수: CT 영상에선 여전히 흔적이 남아있습니다. 다만, CT 영상만으로 그것이 흔적인지 잔존 암세포인지 구분이 확실치않기 때문에 PET-CT 영상을 다시 확인했습니다. 여기 화면 보이시죠?
PET-CT 영상으로는 완전 관해로 보입니다. 단, 제 소견은 그러한데 영상의학과 선생님께서는 왼쪽 서혜부에 희미하게 남아있는 것도 같다고 하십니다.

(뭐냐? 있으면 있는 거고, 없으면 없는 거지. '내 의견은 이러한데 저쪽 의견은 이러하다.' 그러면 환자인 난 누구의 말을 믿어야 한다는 것인지, 누구의 소견을 따라야 하는 것인지?)

계속해서 그가 말을 이어간다.

교수: 일단 기본 6차의 항암 치료는 모두 끝이 났습니다. 치료 성과도 만족스럽습니다만, 김성남 님의 아형이 t셀 림프종이고, 그중 혈관면역모세포성 t세포 림프종은 관해 이후에도 재발이 잦은 병증에 해당합니다. 이대로 치료를 종결할 것인지 아니면 곧바로 연이어 자가이식을 진행할 것인지에 대해서 고민할 시간을 일주일 드리겠습니다. 댁으로 돌아가셔서 충분히 고민하시고 결정을 하시는 게 좋을 것 같습니다.

설명을 모두 들은 후, 나는 그에게 의견을 물었고, 그는 솔직하고 가식 없는 자신의 소견을 말해주었다.

교수: 제 생각은 치료 성과가 좋은 지금, 곧이어 자가이식까지 해서 확실하게 뿌리를 뽑는 것이 좋을 것 같습니다. 절대 강요는 아닙니다. 치료의 과정은 제가 설명하고 권유드릴 수 있지만 어디까지나 치료의 결정은 환자 본인께서 할 수 있습니다. 지금 치료를 종료한다고 해서 재발이 된다거나 그렇지 않다거나 확언할 수는 없습니다. 다만 제가 환자분께 자가이식을 바로 권유하는 데에는 세 가지 이유가 있습니다.

첫째, 젊은 나이.
둘째, 체력적으로 문제가 없습니다. (혈액 수치를 제외하곤 간 수치, 신장 수치, 혈압 등 모든 것이 좋다.)
셋째, t셀이라는 아형 자체가 b셀에 비해 워낙 재발이 잘된다는 특징을 가지고 있다는 것.

잠깐의 정적이 흘렀고, 짧은 시간이었지만 집사람과 의견을 조율했다. 외래 면담이 끝나갈 즈음 담당 교수에게 말을 했다.

나: 교수님, 고민할 시간 필요 없을 것 같습니다. 교수님 말씀

을 듣고 보니 치료의 최종 목적이 완치라면 그 방향으로 끝까지 걸어보겠습니다.

진료실을 나오면서 집사람은 치료 성과가 좋다고 뛸 듯이 기뻐했다. 하지만 나는 여러 가지 생각으로 머릿속이 복잡했다. 사람의 마음이라는 것이 얼마나 간사한가 말이다. 검사 결과를 들으러 오기 전까진 혹여나 암세포가 줄지 않고 남아있으면 어떡해야 하나를 걱정했던 나였다. 그런데 깨끗해졌다는 소견을 듣고 보니, 이번엔 '핵의학 영상과 교수가 오진이 아닐까?'란 의문이 생기기 시작한다. 더불어 더 강력한 자기주장을 하지 않은 담당 교수가 살짝 얄미운 생각까지 들었다.

어찌 되었든 난 빠른 결단을 내렸다. 절대 어느 누구의 종용은 있지 않았다. 물론 그 결정에 대해서 후회가 없는 것은 아니다. 솔직한 속마음은 더 이상의 치료 없이 여기서 치료를 종결하고 싶은 생각이 굴뚝같다. 하지만 담당 교수의 설명과 카페에서 얻은 정보, 책에서 획득한 여러 치료 방향 등을 종합해보면 치료 성과가 좋을 때 한 번에 쭉 밀고 가는 것이 좋다는 생각을 했다.

별수 없다. 이젠 물러날 곳이 없고 고민할 것도 없다. 또 다른 치료의 방향이 설정되었다.

"그렇다면, 미련 없이 Let's go!"

항암 종료_9일_137일 차. 2016.6.16.목

오늘의 일기는 Daum 카페_림사랑에 올렸던 나의 글을 그대로 기록해본다.

첫 항암제를 몸으로 받아들이기까지의 고민했던 시간 5일.

그리고 첫 항암제와의 만남. 그런데 어느덧 6차의 기본 항암이 종결되었다. 지금 나는 마치 모든 치료가 끝이 난 것 같은 기분으로 하루하루를 보내고 있다. 하지만 그 좋은 기분을 깨는 사실 한 가지. 곧이어 자가 조혈모세포 이식이 예정되어있다는 것!
사실 놀랍지도 않다. 5차 항암 전 촬영했던 CT 결과를 가지고 담당 교수와 여러 선생이 오고 가며 자가이식에 대해서 직설적으로 또는 넌지시, 나를 툭툭 건들고 지나갔었기에 어느 정도는 예상하고 있었다. 6차 항암 종결 후 결과를 보는 자리에서 교수님과 약 20여 분간 상담했다. '치료를 종결하고 경과를 지켜볼 것인가? 아니면 바로 연이어 자가이식을 할 것인가?'를 두고 진지한 논의의 시간을 가졌더랬다. 결론은 자가이식으로 고고!

항암 치료가 끝이 나니 혈액 수치도 정상으로 돌아오고 음식에 제한도 없다. 요즘 라면 먹는 재미에 푹 빠져 들어있다. 무균실을 다녀오면 그 이후로는 당분간 라면이라곤 구경도 못 할 것 같아서 먹을 수 있을 때 잔뜩 먹어주려 한다.

무엇보다도 생활의 변화가 생겼다고 한다면, 스스로 '이제, 치료가 끝이 났다.'를 무한 반복하며 세뇌를 하고 있다. 어차피 자가이식은 더욱 확실한 치료를 위해서 진행하는 것인만큼 내 치료는, 나의 항암 치료는 모두 끝이 났고 나의 몸속에는 더는 암세포는 남아있지 않다고 계속해서 되뇌고 있다. 곧 자가이식을 위한 검사가 진행될 것이고 카테터도 가슴 한편에 삽입해야 하며, 조혈모세포 채집 과정도 진행해야 한다. 그리고 나의 마지막 종착지로 기억될 자가이식 과정을 위한 무균실 입성이 기다리고 있다.

나는 그동안 슬프지만 기쁜 척 지내왔고, 기쁘더라도 슬픈 척 지내왔다. 왜 그랬냐고 묻는다면 나 자신과 내 가족에게 미안함과 죄스러운 마음이 들어 그리했노라고 말하고 싶다. 그러나 이제는 그리하지 않을 것이다. 지금껏 잘 버텨준 나와 내 가족이 대견스럽기 때문이다.

이제 투병 일기 방에서의 기록은 끝을 낸다. 앞으로의 기록 또는 일기는 조혈모세포 이식 방으로 옮겨질 것 같다. 다시금 맘을 다잡아본다. 이제 다시 시작이라고, 이제는 실망하지 않을 거라고 그리고 그 끝에 환하게 웃고 싶다고….

항암 종료_13일_141일 차. 2016.6.20.월

림사랑 환우 모임이 있었다. 여덟 분이 참석하시기로 되어있었지만, 현재 치료 중 또는 치료가 끝난 후 얼마 지나지 않아 외출에서 자유롭지 않은 분들이 계셔서 나를 포함한 네 분만이 모이게 되었다. 사당역 근처 식당에서 함께 식사하고, ★다방에서 커피를 마시며 수다로 마무리를 지었다.

만나서 하는 대화의 주제는 별다른 것 없다. 림프종에 대한 이야기, 림프종에 걸린 사람들에 대한 이야기, 림프종에 걸려서 회복한 사람들의 이야기, 림프종에서 해방되었다가 재발한 사람들의 이야기, 림프종, 림프암…. 온통 대화의 중심에는 림.프.종. 이 자리한다.

이번 모임에서는 자가이식을 앞둔 나에게 많은 힘과 응원을 주시는 메시지가 많았다. 더불어 힘들고 어려운 과정을 앞두고 있으니 입원하기 전까지 맛있는 음식을 많이 먹고, 보고 싶은 사람들 많이 만나고, 가족들과 좋은 곳 다녀오라는 등 일상적이지만 그들의 경험을 통한 정보를 전달해주었다. 서로가 동일한 병으로 고생해서일까? 형제, 자매와 같이 서로 챙기고 위로해주는 모습을 통해 동질감이 형성되고 더욱 친밀해지는 것만 같아 가슴 한편이 따뜻해졌다.

집에 돌아와서는 피곤했는지 거실 소파에서 약 30여 분 쪽잠을 잔 것 같다. 산행한 것도 아니고, 운동한 것도 아님에 정상적으로 보이는 몸 상태라 생각했건만 그건 나만의 착각이었나 보다. 잠에서 깨어, 소파에 앉아 잠을 쫓으며 생각해봤다.

'그냥 이대로 치료가 끝이 난 거라면 얼마나 좋을까? 나중이라는 계획이 내 앞에 없다면 얼마나 좋을까?'

자리를 털고 일어서며 베란다 밖 창문을 향해 큰 소리로 외쳤다.

"그래, 난 치료가 끝났어. 그러나 더 확실한 마무리를 하기 위해 다음의 치료를 준비하고 있는 거야. 그러니까 주눅이 들거나 겁을 내거나 쫄지 말자고! 당당하게 시간을 누리고 즐기다가 병원에 들어가서 한판 붙어보면 되는 거니까! 알겠지, 김성남!"

### 항암 종료_15일_143일 차. 2016.6.22.화

'자가이식 동의서'를 받기로 한 날, 그날이 오늘이다. 시간은 참 빠르기도 하다.

방학 기간은 빨리 지나가지만 시험 기간은 길고, 기다림은 길지만 소풍은 짧은 것처럼 촬영 영상의 결과를 확인하고 동의서를 받기까지 허락된 시간 11일. 그 시간이 이렇게 빨리 지나가 버릴지는 정말 몰랐다. 그와는 반대로 무균실 속 생활은 더디게 흘러갈 것만 같아 벌써부터 숨이 막혀온다. 어이쿠!

담당 교수께서는 동의서를 받을 때 가족들이 동석해 달라고 요청하셨다. 난 큰 고민 없이 집사람과 단둘이 갈 생각을 하고 있었는데 집사람의 생각은 조금 달랐다.

아내의 생각은 아이들을 데리고 가족이 함께 가기를 원했다. 그 이유는 아빠가 걸어가야 할 앞으로의 치료 과정이 생각처럼 쉬운 길이 아니며, 아빠의 현재 상태와 앞선 진행 과정을 의사님의 입을 통해 정확하게 아이들에게 들려주고, 보여줌으로써 아이들 스스로 현실을 직시하고 받아들일 수 있는 과정이 필요하다는 것! 그것이 집사람의 생각이었다. 늘 느끼는 것이지만 아내의 말씀은 진리 그 자체이다. (절대 아부는 아님.) 그래서 오늘의 외래 방문은 우리 네 식구가 당첨.

담당 교수와 마주앉았다. 그리고 내 등 뒤에 집사람과 아이들이 섰다. 담당 교수의 설명이 이어졌고, 중간중간 담당 교수의 유머러스한 설명으로 아이들도, 집사람도 웃음을 보이는 등 동의서를 받는 내내 분위기가 참 좋았다. 교수님께선 여러 부작용이 나타날 수 있지만, 그 또한 의료진을 믿고 치료하면 충분히 잡아줄 수 있는 부작용이니 큰 걱정 하지 말라는 말씀을 해주셨다. 더불어 치료의 과정과 결과에 대해서도 친절하게 이야기해주셨다. 설명이 끝나고 '자가 조혈모세포 이식 동의서'에 나 그리고 집사람이 서명했다. 이젠 落張不入(낙장불입)이다!

진료실을 나서며 맘속으로 결의를 다져본다.

'아, 이제 정말 시작이구나. 마음을 더욱 굳게 다잡아야겠구나! 아

이들 앞에서 담당 교수와 약속했으니, 내가 더 단단해져야겠구나!'

자가 조혈모세포 이식의 대략적인 스케줄이 나왔다.
아이들과 함께 병원 버스를 타고 집으로 돌아오는 길에 외식을 했다. 외식이라고 할 것도 아니지만, 투병 후 정말 오랜만에 패스트푸드점에 들러 햄버거와 아이스크림, 감자튀김도 양껏 주문했다. 투병 전의 일상으로 돌아온 것 같은 기분에 살짝 들뜨기도 했다. 동의서를 작성한 오늘이 우리 가족에게 좋은 날로 기억되어 두고두고 회자되기를 소망해본다.

## - 병원에서 있었던 에피소드를 기록해본다 -

교수님과 면담 후 나오는 길. 담당 간호사께서 입원 수속을 하고 가라는 안내를 해주신다. 입원 수속을 위해 입/퇴원 데스크에 들렀다. 좁은 장소에 대기 인원이 상당히 많았다. 그래서일까? 앉아 있는 직원들의 인상엔 짜증이 가득해 보였다.

번호표의 번호가 점등되어 해당 데스크에 앉았다. 병원 직원의 설명이 이어졌다.

"입원 예정일인 6월 30일. 입원 보증금 1,500만 원을 준비해서 오세요. 당일 결제가 완료되어야만 입원이 진행됩니다. 그 점 기억해주세요."

헐, 이게 무슨 소리? 나와 집사람은 혹여 보증금이 필요하더라도 치료비 전액을 보증금으로 받는 경우가 있느냐는 질문을 했지만, 데스크 직원으로부터 돌아온 대답은!

"고객님, 제가 없는 내용을 말씀드리겠습니까? 설명해드리면 그렇게 하시면 돼요. 뒤에 대기하고 계신 고객님이 많으시니까, 안내문 받아 가셔서 처음부터 끝까지 다 읽어보세요!"였다. ('내가 알고 있는 업무 플로우를 설명하는데 니들이 뭘 알아, 그냥 시키는 대로 해!'라는 표정. 지금 생각해도 열 받네!)

끝까지 자신의 말이 맞음을 강조했다.

기분이 언짢았다. 하지만 어쩌겠는가? 입/퇴원을 담당하는 데스크 직원이 그게 맞다고 하는데 마땅히 반문할 만한 거리가 내겐 없었다. 집으로 돌아온 후, 아무래도 의구심이 들어 병원에 몇 번이고 통화를 시도했지만, 통화는 이루어지지 않았다. *(그 많은 전화번호 중 통화가 연결되는 번호가 한 개도 없다는 것이 더욱더 신기했다.)*

오후 3시가 넘어 혈액내과 간호사로부터 전화가 걸려왔다.

"김성남 님. 혹시, 외래 검진 후 입/퇴원데스크에서 1,500만 원의 입원 보증금에 대해서 말씀듣고 가셨어요? 제가 그 부분에 대해서 다시 한 번 확인을 해봤는데요, 안내해드린 직원이 그 업무를 담당한 지 얼마 안 돼서 안내에 착오가 있었던 것으로 확인되었습니다. 아마 이 통화가 끝나면 병원에서 말씀 나누었던 해당 직원이 연락을 드리고 설명해드릴 겁니다."

통화를 마치고 약 30여 분 후 입/퇴원 수속 직원으로부터 전화가 걸려왔다. 본인의 실수를 인정하고 다시 안내를 해주었다. 안내한 금액은 500만 원. 이번엔 그 금액이 추정 금액인지 확정 금액인지를 다시 물었다. 직원은 다시 한 번 사과하며, 추정 금액이란 안내를 해주었다. 통화가 끝나기 전, 안내 착오에 대한 사과를 거답해주었다.

'녀석! 그러니까, 우기기는 왜 우겨! 가만히 생각해보니 6차 항암 입원 수속 때도 바로 이 녀석이었다. 집사람의 등본을 발급해 오라고 하고 보호자가 동석해야 한다고 얘기했던 것도 이 녀석이다. 물론 그때도 바보같이 서류를 준비해갔지만, 다른 창구 직원을 만나게 되어 제출하지 않았던 기억이 있다. 두 번을 이 녀석에게 속았다고 생각하니 분한 마음이 용솟음친다. 아, 분한데! 이걸 어떻게 말로 표현할 수도 없고 말이지.'

**- 자가이식 후 재발률에 대한 나의 걱정을 살펴주신 담당 교수님의 표현 -**

"확률적으로 재발률이 얼마나 된다는 식의 표현은 적절치 않습니다. 내가 재발이 되면 그건 100%, 그렇지 않으면 0%라고 봐야겠지요. 다만 확실하게 말씀드릴 수 있는 건, 자가이식 후 지속해서 치료/관찰을 받으시는 환자분들 중 재발되신 분들보단 치료가 잘 되어 잘 살고 계신 분들이 훨씬 더 많다는 겁니다. 그러니 긍정적인 생각으로 치료에 임하시면 더욱더 좋은 결과 있으실 겁니다. 그리고 동의서에 나와 있는 여러 부작용은 의사로서 당연히 설명을 해드려야 하는 것이기 때문에 그렇게 했지만, 실제 이식할 때 여러 처치와 예방 조치를 해드리기 때문에 동의서에 있는 무시무시한 일들은 잘 일어나지 않습니다. 그러니 너무 걱정하실 필요는 없습니다. 걱정하실 시간 있으시면 맛있는 것 많이 드시고, 좋은 생각 많이 하시고, 편하게 지내시다가 들어오세요."

 그래 어차피, 아니다! '어차피'란 표현은 적절치 않다. 나는 나의 완전한 치료를 위해 지금 이 과정을 결정하였다. 그러니 이번의 치료로 인해 이 병과의 이별을 고하여야 한다. 그리곤 다시는 만나지 않아야 한다. 미적거릴 이유가 없다. 그럴 여유도 없다. 적어도 지금의 내겐!

항암 종료_18일_146일 차. 2016.6.25.토

오늘, 어릴 적 친구들의 모임이 있었다. 정말 오랜만에 마스크와 이별하고 그 녀석들과 같은 자리에 앉아 함께 웃고, 함께 이야기하고, 함께 음식을 나누었다. '함께'란 말은 참 좋은 행복이다. 집으로 돌아와 잠자리에 누워 얼마 전 방영했던 드라마『응답하라 1988』에서 리메이크되었던「함께」를 들으며 그 가사를 음미해본다.

박광현,김건모 '함께'

우리 기억 속엔
늘 아픔이 묻어 있었지
무엇이 너와 나에게
상처를 주는지
주는 그대로
받아야만 했던 날들
그럴수록 사랑을 내세웠지
우리 힘들지만 함께
걷고 있었다는 것
그 어떤 기쁨과도
바꿀 수는 없지
복잡한 세상을
해결할 수 없다 해도
언젠가는 좋은 날이 다가올 거야
살아간다는 건 이런 게 아니겠니
함께 숨쉬는 마음이 있다는 것
그것만큼 든든한 벽은
없을 것 같아
그 수많은 시련을
이겨내기 위해서

우리 힘들지만 함께
걷고 있었다는 것
그 어떤 기쁨과도
바꿀 수는 없지
복잡한 세상을
해결할 수 없다 해도
언젠가는 좋은 날이 다가올 거야
살아간다는 건 이런 게 아니겠니
함께 숨쉬는 마음이 있다는 것
그것만큼 든든한
벽은 없을 것 같아
그 수많은 시련을
이겨내기 위해서
울고 싶었던 적
얼마나 많았었니
너를 보면서 참아야 했었을 때
난 비로소 강해진
나를 볼 수 있었어
함께 하는 사랑이
그렇게 만든 거야
살아간다는 건 이런 게 아니겠니
함께 숨쉬는 마음이 있다는 것
그것만큼 든든한
벽은 없을 것 같아
그 수많은 시련을
이겨내기 위해서

### 항암 종료_21일_149일 차. 2016.6.28.화

폐소공포증[1](앞선 장에선 '폐쇄 공포증'이라고 기록한 부분이 있으나 일상적으로 사람들이 널리 사용하는 표현이므로 수정하지 않는다.)이 심각할 정도의 무거운 상태는 아니다. 아래 각주에서 설명하듯 대중교통을 타지 못하거나 엘리베이터를 타지 못할 정도의 수준은 아니란 것이다. 다만 막힌 공간과 비좁은 공간에서 숨이 막힐 듯 답답함을 느끼는 정도의 수준이므로 자체 진단을 해보자면 '경증' 정도라고 할 수 있을 것 같다.

무균실. 좁은 공간이란 건 이미 알고 있으니 상관없다. 문제는 내가 원할 때, 내 맘대로 나올 수 없다는 것. 그것이 맹점이다. 그래서 더욱더 숨이 막힐 것만 같고, 그 답답함을 견디지 못해 약물의 힘을 빌려야 하는 형편이 될까 걱정스럽기만 하다.

오전 내내 그러한 걱정거리들을 놓고 기도했다. 그리고 답을 찾았다.

"까짓것 맞짱 한번 떠보지, 뭐! 어차피 살려고 들어가는 건데, 내가 쫄거나 두려움을 가질수록 고통도 커질 것 아닌가? 그러니 당당히 맞서보는 거야! 어떤 부작용이 있을지는 대략 알고 있잖아.

---

1 폐소공포증(Claustrophobia): 정신 및 행동 장애 중 하나로써 엘리베이터, 터널, 비행기 등의 닫힌 공간에 있는 것을 두려워해 비명을 지르거나 불안감을 호소하는 것을 말한다. 두렵고 불안감을 이기지 못하는 경우에는 공황 발작을 일으킬 수도 있다. 불안 장애 중에서 공포 장애의 한 범주에 속한다.(서울아산병원_질병 백과 발췌_ www.amc.seoul.kr/asan/main.do)

 24   나는 그렇게 림프종(임파선암)을 만났다 2

이왕에 살려고 들어가는 길, 초상집 분위기로 시작하면 이미 그 게임은 진 것 아니겠는가! 한번 붙어보자고! 죽기 아니면 까무러치기! NEVER! EVER! GIVE UP!"

#### 항암 종료_22일_150일 차. 2016.6.29.수

림사랑 환우 모임이 의정부에서 있었다. 집에서 꽤 먼 거리였기에 참석을 고민했었지만, 치료 스케줄에 치여 나중엔 오고 싶어도 올 수 없을 것 같아 큰 결심을 해봤다. 전철에 오른다. '덜컹덜컹, 덜컹덜컹' 그 덜컹거림이 좋다. 그 소리도 좋다. 창밖 풍경도 좋다.

오전이라 그럴까? 전철 안엔 생각보다 사람이 적었다. 더운 날씨임에도 머리를 덮고 있는 비니[2]와 마스크를 생각한다면 사람이 많지 않은 것이 더 좋긴 했다. (모자를 쓰시는 환우들도 계신 데, 모자 뒷부분에 머리카락이 한 올도 안 보이는 것이 왠지 더 이상하게 어색해 보여서 개인적으로는 비니를 추천하는 편이다. 참고로 웹서핑을 해보면 여름 비니도 종류가 많음을 알 수 있으니 주저하지 말고 오픈 마켓을 기웃거려보시기를 추천한다.)

이어폰에서 흘러나오는 대중가요를 듣다가 깜박 잠이 들었다. 얼

---

[2] 비니(beanie): 머리에 꼭 맞게 여러 개의 삼각 천인 고어(gore)로 되어 있으며, 챙이 없는 여성용 모자이다. 또는 학생 모자로 주로 미국의 신입생용 학생 모자를 일컫는데 어린이들, 특히 신입생들이 착용하며 상급생들의 놀림 표적이 되기도 하였다. 딩크(dink), 딩키(dinky)라고 불리기도 한다.(다음 백과_패션큰사전 발췌_http://100.daum.net/encyclopedia/view/117XX48903486)

마나 지난 걸까? 눈을 뜨곤 깜짝 놀랐다. 어머나! 넓은 전철 안에 덩그러니 혼자 앉아 있는 게 아닌가? 이상했다. 출입문은 모두 열려있고 전철은 정차 중이었다. 아무래도 이상한 것 같아 이어폰을 빼고 차내 스피커 안내 방송에 귀를 기울였다. 아뿔싸! 이 열차는 창동까지만 운행한다고 한다. 부리나케 자리를 박차고 출입문을 통과함과 동시에 문이 닫혔다. 하마터면 창동 차량기지까지 갈 뻔 했다. 다시 생각해봐도 '정말 아슬아슬했어!'

우여곡절 끝에 의정부역에 도착했다. 반가운 얼굴도, 처음 보는 얼굴도 있었지만 그건 우리에게 중요하지 않다. 함께 점심을 나누고, 차를 나누고, 속마음을 나누었다. 무균실 입실이 예정된 내게 많은 격려와 응원도 해주셨다. 이미 무균실을 경험한 여성 환우께서는 궁금한 것 있을 때마다 연락하라며 각별히 응원을 해주셨다. 이식 후, 본인도 많이 힘들텐데 나까지 배려를 해주는 그녀의 마음에 너무도 감사했다.

앞서서도 기록했지만, 환우들끼리 만나 나누는 대화의 주제는 늘 동일하다. 매번 만날 때마다 내용에 큰 변함이 없다. 그럼에도 대화가 지겹거나 진부하게 느껴지지 않는 이유는 동병상련! 더 설명할 단어가 있을까? 오늘도 함께 해주신 모든 분들께 감사의 마음을 가져본다. 그리고 잘하겠다는 약속을 했으니 더 씩씩한 내가 되겠다고 나에게 다짐해본다.

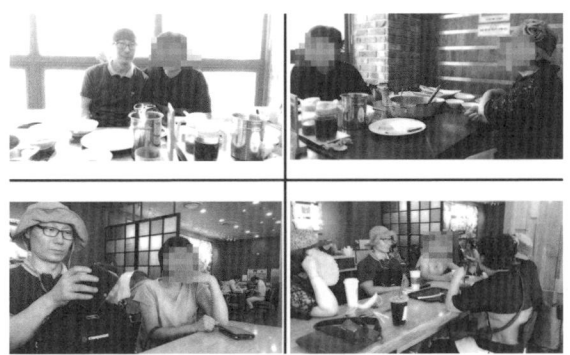

2016.6.29. 의정부에서

만남을 뒤로하고 돌아오는 전철 안에서 생각했다.
환우 모임이 있어서 나뿐 아닌 다른 이들에게도 마음속의
무거운 짐을 나누고 내려놓을 작은 기회가 생기
는 것 같다. 그래서 참 고맙다.

내일이 오면 입원이다. 일주일간의 입원.
조혈모세포 채집이 진행된다.
이식이라는 본 게임에 들어가기 전 가볍게 몸을 푸는 훈련이라고
생각하면 좋으련만, 내 맘과는 다르게 머릿속이 복잡하다. 정말 쉽
지 않다. 결코 쉽지 않다.

그래도 내일은 오겠지….

## 조혈모세포 채집을 위한 입원 I

항암 종료_23일_조혈모세포 채집을 위한
입원 I _1일_151일 차. 2016.6.30.목

| | | |
|---|---|---|
| 혈소판 정상 수치 | 150,000~400,000 (15만~40만) | 186,000 |
| 백혈구 정상 수치 | 3,500(4,000)~9,000(1만) | 3,600 |
| 호중구 정상 수치 | 2,000~4,500 | 1,911 |
| 빈혈 정상 수치 | 남자 13 이상, 여자 12 이상 | 12.1 |

입원과 동시에 이루어진 피검사, 소변검사, X-ray 검사. 간호사에게 혈액검사 결과지를 부탁했다. 좌측은 기준 수치이고, 우측은 오늘의 혈액 수치이다. 결과지를 받아들고 절대 자만하면 안 되겠다는 생각을 했다. 6차 항암 때보다 수치가 더 좋지 않다. 평소 피곤함을 느끼면 적절한 휴식을 취해주고, 운동 또한 무리하지 말아야 한다는 것을 다시 느껴본다.

조혈모세포 채집을 위해 촉진제 주사를 왼쪽 팔뚝에 한 방 맞았다. 내일은 반대편 그리고 모레는 또다시 반대편. 이런 식으로 채집 전까지 촉진제를 맞으므로(가동화 과정[3]) 허리 통증과 근육통이 올 수 있다고 한다. 근육통이 심하면 타이레놀을 처방해준다고 했지만, 약물 없이 참아보겠노라 다짐했다. 그 정도는 참아야 남자지!

### 항암 종료_24일_조혈모세포 채집을 위한 입원Ⅰ_2일_152일 차. 2016.7.1.금

새벽 2시에 혈압(이걸 왜 이 시간에 하는지? 물론 그럴만한 이유가 있겠으나 아까운 잠을 깨운 것만 같아 못내 서운하기만 하다.), 체온 체크로 잠을 깨운다.

서운함도 잠시, 또다시 꿈나라를 향해 전진! 그런데,

"피 검사입니다."

날름 피 한 통을 빼간다. 시계를 보니 6시 30분. 잠이 다 달아나 버렸다. 일어나 양치질과 세면, 면도하고 침대에 앉았다. 병원은 환자를 편히 놔두지를 않는다는 점을 다시 한 번 실감한다.

---

[3] 가동화: 골수에 있는 조혈모세포를 증가시켜 말초 혈액으로 이동시키는 것이다.(『림프종 바로알기』, 도서출판 고려의학, p.105 발췌)

7시 25분. 촉진제 주사를 오른쪽 팔뚝에 놓고 간다. 따끔! 두 번째 촉진제 주사다.

7시 32분. 또 한 번 혈압과 체온 체크.

병원 3층에는 초록 공원이 있다. 아침 식사 후 내려가서 3,000보 정도를 걷고 올라왔다. 기억을 되짚어본다. 2008년이던가? 목 디스크 수술 후 어머니와 함께 이 공원을 산책했던 것이 기억난다. 그때 일주일 입원도 지옥 같다고 여겼었는데 지금 생각해보면 그 정돈 애들 장난이었단 여유가 생겼다. 하하하!

담당 교수께서 다녀갔다. 아침, 저녁으로 계속해서 촉진제를 맞는다고 한다. 부작용에 대해서 설명해주었고 통증이 심해지면 타이레놀 처방을 받을 수 있다는 설명을 해주었다. 오후에 촉진제 주사를 한 방 더 맞는다. 기록지(記錄紙)를 보니 왼쪽, 오른쪽 팔을 번갈아가며 오전 7시, 오후 7시에 주사를 처방하게끔 되어있는 것 같다.

이른 오후, 침대 위에 앉아 가만히 생각해본다.

내 일기의 어미(語尾)는 거의 '~ 것 같다.', '~ 이리라.', '~ 겠지.'로 끝이 난다.

예상과 결심! 그렇게 되었으면 하는 바람이 가득한 말투로 끝맺음이 되고 있음을 알게 되었다.

'~ 것 같다.'는 병원에서 이루어지는 처방과 처치에 대해서 의료적 지식이 없으므로 예상의 표현으로 많이 쓰이고,

'~ 이리라.'는 앞으로 내가 이렇게 해 볼 것이라는 결심의 표현으로 많이 쓰이며,

'~ 겠지.'는 정확히는 모르겠지만 아마도 그렇게 되거나 될 것이라는 바람의 표현으로 많이 쓰인 것 같다.

세 가지 어미를 종합해보면 그 어떤 것 하나도 내 맘대로 할 수 있는 것이 없다. 모두가 추측과 예상뿐이다. 그러한 불확실한 내일이 나를 겁쟁이로 만드는 것 같다.

항암 종료_25일_조혈모세포 채집을 위한
입원Ⅰ_3일_153일 차. 2016.7.2.토

밤새 내리던 비가 중부지방은 소강상태라는 아침 뉴스 기사를 접한다. 비가 내려서 그런지 공기가 상쾌함을 느끼지만, 습도로 인해 약간은 눅눅한 것 같다. 빨아놓은 양말과 수건에서 냄새가 나는 것을 보니 높은 습도가 유지됨을 알 수 있다.

오늘은 아침에 주사가 2개다. 이유는 알 수 없다. 그렇다고 궁금한 것을 제때 묻지도 못한다. 간호사가 지나간 다음 한참에야 생각이 난다. 이놈의 기억력, 쯧쯧쯧.

그 전에 혈액검사로 간호사가 아닌 남자 녀석(카트를 끌고 다니며 피만 전문으로 빼가는 녀석들: 난 그들을 '블러드 헌터_blood hunter'라고 부른다.)이 올라와서 피를 뺐는데, 주삿바늘을 뺄 때 (주삿바늘이 엄청 두껍고 길다.) 올곧게 빼지 못한 탓인지 팔에 상처가 났다. 화가 났다. 성질이 났다. 하지만 표현은 못 했다. 본인에겐 직무일 수 있겠지만, 수동적으로 의료 행위에 노출되어야 하는 환자의 마음을 조금은 헤아릴 줄 아는 의료진이 되어주기를 가슴 한편으로 살며시 빌어본다.

저녁 식사 후, 병실로 복귀하여 어김없이 저녁 분의 촉진제를 맞았다. 따끔!

물병에 물을 채우려고 복도 정수기에 가는 길. 2차 항암 때 같은 병실에 있던 나보다 두 살 많은 이를 마주쳤다. 얼굴과 목을 비롯한 옷으로 가려지지 않은 피부의 색이 새까맣다.

"무균실 생활은 어때요?"라고 내가 물었다.
"알고는 못 들어가요."라는 그의 대답이 돌아왔다.

몸 관리 잘하시란 인사말을 건네고 병실로 들어오며 생각했다.
녀석! 말 뿐이라도 "힘들어도 치료를 위한다는 생각으로 버텨냈습니다. 댁도 잘하실 수 있을 거예요." 라고 해주면 얼마나 좋을까? 치료를 앞둔 사람에겐 큰 힘이 되지 않겠는가? 기억을 되짚어 보니 이 양반, 입원실에 있을 때에도 지극히 비관적이었다.
괜스레 비정한 생각이 들어 침대에 누워 계속 읊조렸다.

"저 양반도 다녀왔는데 내가 못하겠는가? 암만!"

## 항암 종료_26일_조혈모세포 채집을 위한 입원Ⅰ_4일_154일 차. 2016.7.3.일

새벽 2시경. 극심한 오한 증상과 허리 통증으로 인해 잠에서 깨고 말았다. 더 이상 참는 것은 의미가 없다고 생각되어 간호사께 타이레놀을 신청했다. 진통제를 먹고 나니 조금 나아졌다. 의사님 말씀처럼 진통을 일부러 참을 필요는 없을 것 같다. 적당한 약물의 처방은 정신 건강엔 도리어 도움이 되는 것 같다. 통증이 가라앉고 아침까진 편하게 잠을 청했다.

오늘의 채혈은 '블루드 헌터' 대신 상냥한 간호사께서 해주셨다. 편하고 좋았다. 적어도 상처가 생기지는 않으니 말이다. 채혈과 함께 혈압을 측정했다. 그런데 혈압 측정치가 많이 낮다고 했다(89/50). 측정 기기를 불신하는 것은 아니지만, 침대에 오르고 내릴 때 주의하라는 간호사의 말씀을 곱씹어 보았다.

오후 3시. 병원 교회에서 예배를 드렸다. 예배 중 여성 목사님(의사님)께서 내신 퀴즈가 기억에 남아 기록해본다. 영국에서 신문의 광고란에 다음과 같은 퀴즈가 게재되었다고 한다.

**'스코틀랜드에서 런던까지 가장 빨리 갈 수 있는 방법은?'**

여러 사람이 이 문제의 답을 보내왔다고 한다. '비행기를 탄다.', '배를 탄다.', '지름길을 이용한다.' 등등. 그러나 정답은,

**'사랑하는 사람과 함께 가는 것이라고 한다.'**

그 이유는 사랑하는 사람과 함께 있으면 시간이 짧게 느껴지고 그 순간이 엄청 빨리 지나가기 때문이라고 한다. 그렇다. 우리도 사랑하는 주님과 함께라면 지금 투병의 고통과 두려움도 빨리 지나갈 것이라고 믿는다. 말씀을 통해 배움을 얻고 마음의 위로를 받음에 감사한다.

오후가 되어 촉진제를 처방받는다. 어젯밤과 오늘 새벽 기억을 되짚어 간호사님께 타이레놀을 미리 부탁드렸다. 주사 후, 혈압을 측정했다. 오전처럼 혈압이 또 낮다(89/45). 간호사께서도 걱정되셨는지 나를 침대에 눕힌 후 수동 혈압계로 다시 한 번 측정해주셨다. 재측정(104/50). 자동 혈압계 측정치보단 나아졌지만, 여전히 낮은 수치로 간호사께서 걱정하고 가신다. 살아오며 단 한 번도 혈압 때문에 걱정을 해본 적 없던 나로서는 저혈압의 수치는 걱정하기에 충분한 조건이 되었다. "왜 낮은 걸까? 왜 그렇지?"라고 중얼거려보지만, 그 이후 특별한 조치는 없다. 밤이 깊어간다.

### 항암 종료_27일_조혈모세포 채집을 위한 입원 I _5일_155일 차. 2016.7.4.월

이른 아침, 블루드 헌터의 방문. 어랏! 그런데 채혈관이 4개다. 왜 한 통이 더 추가되었을까? 궁금한 것은 못 참는 순진한 환자는 그 이유를 물었고, 블루드 헌터에게 답을 듣긴 했지만 이해하기에 충분한 설명은 아니었다. 오늘 있을 카테터 수술을 위한 것이라고만 했다. 그저 처방전에 의해 시행되는 의료 행위가 내 의지와는 상관없이 진행되는 것 같아 조금 역정이 났지만, 별수 없다. 난 참을성 많은 환자니까.

환자의 권리장전을 살펴보면 "환자는 본인이 받게 되는 치료, 검사, 수술, 입원 등의 의료 행위에 대한 설명을 듣고 법적으로 시행 여부를 선택할 권리가 있다."라고 되어있는데 현실과는 많은 괴리감이 있는 것 같아 씁쓸해진다. 이런 경우가 비단 나뿐만은 아닐 것이라고 스스로 위안을 해 본다.

담당 교수께서 다녀갔다. '카테터 삽입술'을 잘 받으라는 응원을 해주신다. 애써 오신 교수님을 그냥 보내드리기 섭섭해서 "왜 이렇게 피곤해지는 걸까요?"라고 물었다.

교수님께서는 "사람마다 모두 다르긴 하지만 피곤해질 수도 있어요."라고 한다. 이건 내가 원한 답이 아닌데 말이지. 더 물을 수 있는 뭐가 없다. 그렇게 담당 교수님이 가버린다. 아침부터 뻘쭘해진다.

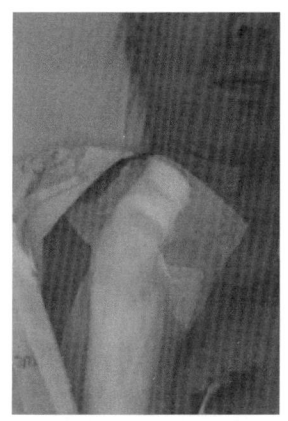
우측 목과 쇄골 사이에 삽관 시술을 받았다.

오후에 계획되었던 카테터 삽입술이 오전으로 변경되었다. 간호사님께서 수술실에 내려갈 계획을 안내해주셨다. 기억하건대 케모포트 삽입 수술은 약 40여 분 정도 걸렸던 것 같은데 이번 카테터 삽입술은 20분 정도면 된다고 안내해 주신다.

케모포트 삽입 수술과 마찬가지로 카테터 삽입술 또한 인터벤션실에서 진행되었다. 침대에 누워 부분 마취가 진행된다. 절개 부위에 야무진 소독액이 발라진다. 그리고 수술 부직포로 상체가 움직이지 않도록 꽁꽁 덮어 주신 후, 삽입술이 시작된다. 피부로 전해지는 두꺼운 무엇인가가 내 목에 쑤셔진다.

썩 유쾌하지 않은 느낌이 전해온다. 온몸에 힘이 잔뜩 들어간다. 곧이어 의사님이 얘기한다.

"따끔한 통증이 두 번 있을 겁니다. 참으세요." 그리고 끝. (글로 표현하면 참 쉬워요)

삽입 수술이 끝난 후, 이동용 침대에 눕혀 X-ray 촬영까지 마친 후 병실로 올라왔다. 의외로 싱거웠다고 해야 하나? 아니 싱겁다기보다는 이미 경험했던 케모포트 삽입 수술과 외과적 적출 수술로 인해 긴장감은 감소하고 몸속에 무언가를 쑤셔 넣는 삽입 수술에

만성이 되었다는 표현이 더 정확하다고 해야 할까? 허허허, 헛웃음이 나온다.

 막힘없이 진행되는 절차와 과정에 내일로 다가온 채집 과정이 순조롭기를 기대한다. 부디 이틀의 채집 기간 안에 충분한 조혈모세포가 모이기를 소망해본다.

## 항암 종료_28일_조혈모세포 채집을 위한 입원 Ⅰ_6일_156일 차. 2016.7.5.화

이번 입원의 하이라이트! 채집 과정이 있는 오늘과 내일이 되시겠다.

이틀간의 채집으로 원하는 만큼의 조혈모세포가 반드시 모일 것으로 기대한다.

새벽부터 간호사들이 분주하다. 어젯밤 급작스럽게 39도까지 열증(熱症)이 올라 시간마다 체온을 체크를 하느라 담당 간호사께서 고생하셨다. 그녀들의 따뜻한 관심과 배려 탓일까? 아침엔 정상 체온을 회복하였다. 감사합니다, 간호사님!

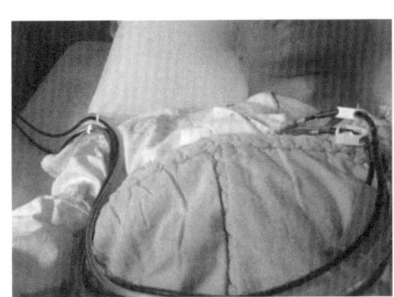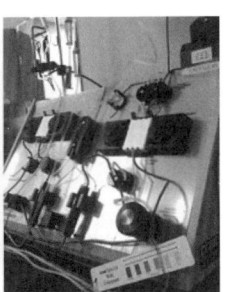

2016.7.5. 조혈모 채집 과정

밖은 폭우가 내리고 있다. 저 비가 그칠 때쯤 충분한 조혈모세포가 모이기를 기도해본다.

조혈모세포 채집을 위해서는 채집 기계가 있는 5층으로 이동을 해야 하는데, 병실에서 침대를 갈아타고 이송 전문 직원이 채집실까지 이동을 시켜주신다. (채집을 포함한 케모포트, 카테터 삽입술도 동일하다. 병원마다 처치와 과정이 다를 것이라고 생각한다. 다만 개인적으론 수술실, 처치실까지 이동해주는 의료 서비스는 만족스럽다고 생각한다.)

이송 전문 직원께서 병실에 오셨을 때 이동식 침대 밑에 뭔가를 잔뜩 가져오셨기에 궁금해하고 있었는데 채집실에 들어서고야 그 이유를 알게 되었다. (이불 2개와 소변 통_그들의 필요성은 아래의 글에서 확인한다.) 채집실에 들어서니 조혈모세포 채집을 위한 기기 2대가 그 포스를 뽐내고 있다. 채집실 의사님께서 둘 중 맘에 드는 녀석으로 골라 오르라고 하신다. 황송스럽게 선택권까지 부여해주신다. 전날 환자의 권리장전을 기록한 내 일기를 훔쳐보셨나?

의사님께선 채집 중 생길 수 있는 부작용(오한, 손가락 끝 저림, 입술 떨림이나 무감각 등)을 설명해주셨고, 이불을 두 겹으로 덮어주셨다. 그리고 채집 시간이 5~6시간 소요되므로 활동이 제한된다는 설명과 함께 소변 통을 쓰윽 넣어주셨다. 용변을 본 후, 불러달라는 말씀과 함께….

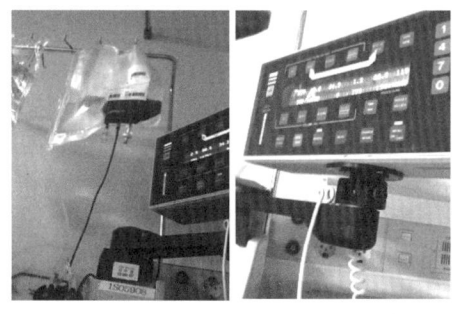

● 조혈모 채집기(원심분리기) 왼쪽 사진에 채집된 조혈모 혈액이 보인다. 빨간 수혈 주머니 왼쪽에는 투명한 액체가 모이는데, 이것이 조혈모(골수) 같다.

채집이 시작되었고 다행히 나에겐 별다른 부작용은 찾아오지 않았다. 그러나 채집이 끝날 때까지 참아보려 했던 소변만은 도저히 참을 수가 없었다. 채집을 시작한 지 1시간 반 만에 항복 선언! 침대 위에서 소변보기는 정말 쉽지 않다. 채집관이 가슴의 카테터에 연결되어있어 행동의 제한이 많았기 때문이다. 용변을 보면서 여성이 아님에 또 한 번 감사했다. (절대 여, 남 성차별을 하는 것은 아니니 오해 없으시기를 바란다. 더불어 환우 모임에서 풍문으로 접한 에피소드 중에선 채집 중간 대변을 보신 환우도 계신다고 하니, 이 정도의 민망함에 감사의 마음을 가져본다.)

채집 과정 중 수액이 함께 들어오다 보니 소변을 참는다는 것은 현실적으로 불가능한 것 같다. 또한, 5시간이 넘는 시간을 가만히 누워서 제한된 움직임만 가져야 한다는 것이 가장 힘든 부분 같다. 게다가 등이나 허리를 움직이면 채집의 성과가 떨어질 수도 있다는 의사님의 말씀을 들은 후, 어느 간땡이 부은 환자가 맘대로 움직일 수 있겠는가?
 긴 시간 수줍은 마이웨이(총 3번의 소변 통을 의사님께 전달해드렸다. 같은 남자끼리지만 왠지 모를 창피함과 자괴감이 밀려옴을 숨길 수 없다.)를 걸어서야 채집의 과정이 끝이 났다. 채집실을 나서며 오늘의 이 과정이 내일은 이어지지 않기를(충분한 양이 모여졌기를) 절실히, 간절히, 간곡히 소망했다.

부교수께서 다녀갔다. 긴 시간 고생하셨다는 인사와 함께, 채집이 잘 되었는지는 오후 늦게 알 수 있다고 했다. (보통 채집 종료 후 4~6시간 후 결과를 알 수 있다고 한다.) 피검사를 통해 혈소판 수치를 확인하고 기준치 이하라면 노란피(혈소판) 수혈을 받을 수도 있다는 안내도 해주셨다. 개인적인 바람은 수혈은 받지 않고 치료 과정을 이어가기를 바란다.

오후가 되어 혈액 수치 결과를 들었다. 혈소판 수치 7만 대. 다행히 수혈은 필요 없다. 타인의 혈액에 의존하지 아니하고 치료 과정을 이어갈 수 있다는 것만으로 큰 행운이라 생각했다.

우리 가족 밴드에 내가 올린 글을 기록해본다.

혼자 먹는 저녁은 정말 맛이 없다. 물론 바깥세상에서의 혼밥도 그렇지만 병원에서 혼자 먹는 저녁은 정말! 진짜! 최악이다. 두 평 남짓 공간에는 커튼이 드리워져 있고 두 면은 벽이다. 꽉 막힌 공간에서 밥을 먹고 있노라면 닭장 속에 갇혀 출하 날짜를 기다리는 현대 생산방식의 닭이 된 것만 같은 생각이 든다. 이건 그냥 푸념이다. 앞으론 이런 밥을 먹지 않기 위해 난 이 길을, 이 과정을 걷고 있는 것이니까! 그런데도 불쑥 끼어드는 외로움이란 친구와는 정말 친해지고 싶지 않다. 정말로….

## 항암 종료_29일_조혈모세포 채집을 위한 입원 I _7일_157일 차. 2016.7.6.수

채집 2일째.

오전에 담당 교수께서 다녀갔다. 총 채집 양을 '2'로 보면, 어제 분량이 '1'이 조금 넘는 양이므로 오늘 '1' 정도가 더 나와야 한다고 한다. 만약 오늘의 채집 양으로도 부족하다면 3일 차까지 가는 것은 의미가 없으므로 퇴원했다가 다시 일정을 잡아야 한다고 한다.

헉! 안 된다. 이 짓을 또다시 할 순 없다. 반드시 오늘로 끝을 내야 한다.

채집실의 의사님께선 그런 경우는 거의 못 봤다고, 안되면 3일 차까지 해서 마무리 짓거나 대부분 2일 차로 마감한다고 했다. 의사님의 말 한마디가 내겐 큰 위로가 됨을 느끼며 오늘의 채집으로 조혈모세포 채집의 모든 과정이 끝나주기를 간절히 빌어보았다. 더불어 혈소판 수치가 적정 기준을 충족하여 수혈을 받는 경우도 없기를 바라본다.

시간은 흘러 두 번째 채집을 마치고 병실로 올라왔다.
왜 슬픈 예감은 틀린 적이 없는지 혈소판 수혈은 피해갈 수 없나 보다. 동네 꼬마같이 너무도 여리 여리한 의사 선생께서 수혈 동의서를 받아갔다. 수혈로 인한 여러 가지 부작용 등에 대해 설명을 해주었고, 현재 혈소판 수치가 기준치 이하로 매우 낮아서 자연 지혈이 안 될 경우 위험할 수 있으므로 수혈을 결정하라고(동의서에 서명) 이야기했다.

그런데 정작 나에게 무엇을 결정하라는 것인지? 과연 결정권은 준 것인지? 아니면 완전한 서류를 완성하기 위하여 내 서명이 필요한 것인지?

"이만저만 하니까 수혈을 해야 해요. 수혈을 받아야 위험하지 않을 수 있어요. 즉, 내 말을 들어야 당신은 살 수 있는 거예요. 그러니 여기다 싸인만 하세요."라는 것처럼 들렸다.

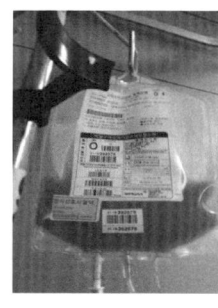 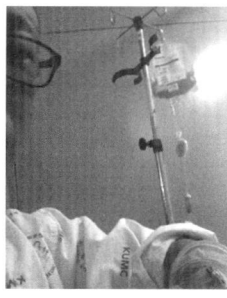

● 혈소판 수혈.
일반 수혈은 빨간색 혈액 주머니지만, 혈소판 수혈은 노란색 혈액이 들어있다. 수혈을 받으며 헌혈에 참가해준 이름 모를 이에게 감사한 마음을 가진다.

수혈 동의서에 서명하며 한 가지 더 궁금한 것이 생각났다. 왜? 조혈모세포 채집 전에 채집 과정으로 인해 혈소판 수치가 감소할 수 있는지에 대한 안내를 해주지 않았을까? 결과적으로는 이미 상황이 어떻게 벌어질 수 있다는 것을 예상하고 결과를 예측할 수 있는 것은 의료진이면서 그에 대한 설명은 사전에 해주지 않고 벌어진 결과 또는 발생할 수 있는 부작용에 대해서만 동의서에 서명함으로써 환자에게 그 책임을 전가하고 있는 것 아닌가! 어찌 보면 이러한 행위가 모럴 해저드[4] 아닐까? 정보의 비대칭성으로 인해 환자는 어쩔 수 없이 치료 과정을 수용해야 하는 상황.

내가 너무 오버하나? 아니면 수혈과 관련해 신경이 예민해져 있어서 그런 것은 아닐까?

분명히 묻고 따지고, 잘못된 것은 잘못되었다고 이야기를 해야 함이 옳다. 하지만 생각뿐인 난, 비겁하게 침대 위에 쪼그리고 앉아 노트북 자판만 두드리고 있다.

수혈 동의서를 받아간 게 오후 4시 즈음이었다. 그런데 8시가 넘도록 아무 처치가 없다. 살짝 서운한 감정이 들려고 한다.

끝내 오후 9시가 넘어서 혈소판 수혈을 받는다. 태어나서 처음으로 경험하는 수혈이기에 사진으로 기록을 남겨본다. (놓고 보면 수혈만 첫 경험이겠는가? PET-CT와 골수 검사 등 모든 것이 처음이고 낯설기만 하다.) 혈소판 수혈 중 피부 가려움증(두드러기), 숨이 차오르는 증상, 드물긴 하지만 고열과 오한 등의 부작용이 있을 수 있음을

---

[4] 모럴 해저드(moral hazard): 도덕적 해이. 정보가 불투명하고 비대칭적이어서 상대방의 향후 행동을 예측할 수 없거나 본인이 최선을 다한다 해도 자신에게 돌아오는 혜택이 별로 없을 때 도덕적 해이가 발생한다. 원래는 보험 시장과 중고차 시장에서 나온 개념이다. 화재보험 가입자가 보험을 믿고 화재 예방 노력을 소홀히 함으로써 결국은 화재 발생 가능성이 높아진다든가 중고자동차에 대한 정보가 완전하지 않아서 소비자에게 손해를 입히게 되는 것 등이 전형적인 도덕적 해이에 해당한다. (매일경제신문 시사용어사전 발췌_dic.mk.co.kr)

간호사께서 설명해 주시고 가신다. 채집 양이 충분한가에 대한 물음엔 아직 알 수 없다는 답이 돌아왔다. 그러나 주치의로부터 퇴원 처방이 떨어졌으므로 내일 퇴원하실 거란 이야기를 해주었다. 부디 이식에 충분한 조혈모세포들이 모였기를 바라본다.

## 항암 종료_30일_조혈모세포 채집을 위한 입원 I _8일_158일 차. 2016.7.7.목

새벽 댓바람부터 쇄골에 박혀있던 카테터를 제거하러 의사념이 방문해주셨다. 삽입 때와 같이 인터벤션실에서 이루어질 줄 알았던 제거술은 침대 위에서 바로 행해졌다. 어머나! 그 흔한 마취 주사도 없이 바로 당겨 빼버린다.

"잠깐만 숨 참으세요."라고 한 후, 카테터를 손으로 잡고 힘껏 뽑아 당긴다.

그리고 긴장해있는 나를 향해 "숨 쉬세요!"라고 하며 가위로 실밥을 툭툭 제거한다. 끝!

"구멍이 꽤 커서 지혈을 오래 해야 합니다."라고 하더니 관을 빼낸 부위를 인정사정없이 압박하며 지혈을 했다. 상당히 아팠지만 별다른 반항을 하지 못한 채 참고 누워있었다. 10여 분을 압박하고 있었을까? 두꺼운 거즈를 살짝 들어보더니 지혈이 되었는지 드레싱을 해준 후, 모래주머니를 올려주며 30분 정도 지혈을 더 해야 한다고 했다.

이로써 7일간의 조혈모세포 채집을 위한 과정이 막을 내리고 있다. 하지만 난, 채집의 결과에 대해서 그 누구에게도 들은 바가 없다. 그래서 퇴원을 하면서도 찝찝하기만 하다.

이제 퇴원 후 10일간의 자유 시간이 내게 주어진다. 그 기간 안에 살도 찌우고, 몸도 회복시켜 무균실 입성을 준비해야 한다. 두려운 것이 사실이다. 무균실. 좁디좁아 협소하고 답답한 그곳과 난, 친해지고 싶은 마음이 단 1%도 없다. 그러나 "피할 수 없으면 즐겨라!"란 말처럼 나는 그곳에서 못 나오는 것이 아니고, 나의 자의적인 결정으로 그곳에서 벗어나기를 거부하는 것이라고 마음을 고쳐먹기로 했다. 운동도, 걷는 것도, 모든 것이 귀찮아 그냥 누워 지내는 것이다. 귀차니즘의 대가가 되는 것이다. 언제까지? 딱 한 달 동안!

'세상 살아오며 내가 이리도 게을렀을까?'란 생각이 들 만큼 나는 게을러질 것이다. '움직이기를 이리도 싫어했던가?'라고 생각할 만큼 침대와 친구가 될 것이다. 그래야 그 공간에서 버텨내기가 수월할 것 같다.

퇴원하고 집에 들어선다.

음~ 집 냄새.

## 항암 종료 후 휴식II

##### 항암 종료_31일_159일 차. 2016.7.8.금

정말 덥다. 그런데 그냥 이 여름이 영원했으면 좋겠다.

##### 항암 종료_35일_163일 차. 2016.7.12.화

나는 잘할 수 있을 것 같다!

그런데 어디서 나온 근자감(근거 없는 자신감)이십니까?

##### 항암 종료_40일_168일 차. 2016.7.17.일

열흘간의 자유시간이 끝이 난다. 내일은 외래 진료가 있다.
계획했던 것만큼 체중을 끌어 올리지 못했고, 마냥 즐겁게 지내진 못한 것 같다. 그저 바라는 것은 채집이 성공적이었고, 이식 일정에 대한 안내가 이어졌으면 좋겠다는 바람이다.

**항암 종료_41일_169일 차. 2016.7.18.월**

너무 순탄하게 온 것일까?? 외래 검진의 결과가 그렇게 말해주는 것 같다.

채집에 실패했다. 총 채집 양이 2가 되어야 하는데 첫날 1.09, 둘째 날 0.56. 합산 1.6으로 채집 양 기준을 넘지 못했다. 따라서 추가 채집을 해야 한다고 한다. 결과적으로 지난주에 했던 그 난리 부르스 과정을 또다시 해야 한다고 한다. 치료를 시작하고 탕자에서 돌아온 후 욕을 끊었다고 생각했다. 다시는 세상 욕을 입에 담지 않으리라 다짐했었다. 그런데 오늘은 절로 내 입에서 튀어나오고 말았다.

게다가 간 수치가 어마무시하게 올랐기 때문에 다음 주 월요일 다시 한 번 외래 검진으로 간 수치를 확인한 후, 정상 수치를 회복했다는 가정하에 추가 채집을 위한 입원이 예정될 것이란 안내를 해주신다.

모든 것이 쉽게, 내 맘대로 되지 않음을 다시 한 번 느껴본다.

담당 교수와 면담 중 녹즙을 섭취한 것을 이야기했고, 녹즙이 간 수치 증가와 연관이 있을 수 있으므로 일단 복용을 중지하고 일반 음식만 섭취하라는 안내를 해주셨다. 실은 며칠 동안 피곤하기도 하고 다리에 힘이 없는 것 같은 느낌이 들기도 했는데, 교수님 께선 황달이 올 수도 있고 심한 경우 매스꺼움과 함께 식욕 감퇴 등이 일어날 수도 있으니 주의하라는 당부도 잊지 않으셨다. 그럼 에도 불구하고 눈에 띄는 부작용이 없음에 다시 한 번 감사의 마음을 가져본다.

오늘의 혈액 수치를 기록해본다.

| 혈소판 정상 수치 | 150,000~400,000(15만~40만) | 357,000 |
| --- | --- | --- |
| 백혈구 정상 수치 | 3,500(4,000)~9,000(1만) | 2,500 |
| 호중구 정상 수치 | 2,000~4,500 | 1,600 |
| 빈혈 정상 수치 | 남자 13 이상, 여자 12 이상 | 12.1 |

혈소판 수치를 제외하곤 모두 낙제점이다. 병원에서 돌아오는 길엔 혹시나 하는 마음에 마스크를 착용했다. 다음 주 외래까지는 일단 모든 것을 조심하고 피곤하지 않기 위해 노력해야 할 것 같다.

**항암 종료_44_172일 차. 2016.7.21.목**

무기력하다는 표현이 맞을까? 간 수치가 많이 올랐다는 것을 알아서일까? 전보다 엄청, 더욱 피곤하다. 저녁 10시 전, 후에 취침하여 아침까지 자고 점심 식사 후, 또 1시간의 낮잠을 청하는데도 이상할 만큼 피곤하기만 하다. 거울 속 내 눈동자가 노란 걸까? 노랗게 보이는 걸까?

**항암 종료_47일_175일 차. 2016.7.24.일**

아침에 조용히 일어나 혼자서 밥을 챙겨 먹는다. 가족들은 모두 잠들어있다. 행여 집사람과 아이들이 깨어날까 조심스럽게 행동했다.

   요즘의 나는 치료의 종착지에 다다르지 않았음에도 불구하고 행복하며 기쁘게 잘 지내고 있다. 그냥 딱! 지금만 같았으면 하는 생각을 자주 하게 된다. 더 이상의 치료도 없고 더 이상의 재발도 없는 그냥 지금 같은 여유로움, 그런 바람. 섣부른 욕심이라 해도 상관없다. 고통의 시간과 터널을 지나야 하는 나에겐 이 정도의 호사가 허락됨에 감사와 또 감사를 드린다. 그리고 앞으로도 이런 시간이 나에게 주어지기를 간절히 바라고 소망해본다.

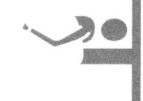

## 항암 종료_49일_177일 차. 2016.7.26.화

어제 외래 진료를 다녀온 후 마음을 한 번 더 내려놓는다. 치료 일정을 내 맘대로 할 수 있는 것도 아니며 조바심을 낸다고 이루어지는 것도 아님을 다시 한 번 가슴으로 배워본다.

간 수치가 호전되어 마음을 조금 놓았더니 이번엔 백혈구 수치가 조금 낮게 나왔다. 교수님께서는 이번 주 목요일 채집 진행은 다소 무리가 있어 보인다고 하시곤, 8월 6일 입원하여 가동화 과정을 거쳐 11, 12일 양일간 채집하는 것으로 스케줄을 조정하셨다. 물론 이 또한 혈액 수치와 간 수치 등, 검사 결과가 좋아야만 가능한 계획이다.

진료를 마치고 나오는 길에 간호사께 혈액 수치의 기록을 부탁드렸다.

| 혈소판 정상 수치 | 150,000~400,000(15만~40만) | 244,000 |
| --- | --- | --- |
| 백혈구 정상 수치 | 3,500(4,000)~9,000(1만) | 2,900 |
| 호중구 정상 수치 | 2,000~4,500 | 1,452 |
| 빈혈 정상 수치 | 남자 13 이상, 여자 12 이상 | 12.3 |

또다시 열흘이라는 시간이 내게 주어졌다. 잘 먹고, 잘 쉬어서 채집이 원활한 몸뚱이를 만들어야 하는 숙제를 안고 간다.

**항암 종료_51일_179일 차. 2016.7.28.목**

집사람의 하계휴가 이틀째. 좋다!

투병 이후 처음으로 집사람과 함께 평일의 여유로움을 만끽해본다. 그저 좋다. 그렇게 표현하는 것 말고는 무어라 딱히 표현하기가 어렵다. 그냥 좋은 거다.

아침에 함께 산책하고 모닝커피를 마신다. 그리고 점심으로 무엇을 먹을까 고민한다. 휴가라고 해서 별건 없다. TV 프로그램을 보며 함께 웃기도 하고, 대형 마트에 장을 보러 마실도 다녀온다.

오후에는 집사람과 가끔 갔었던 족발집에 다녀왔다. 오랜만에 느껴보는 식당의 분주함과 취객들의 소란스러움이 정겹게 느껴져 술잔을 들 수 없음에도 문득 소주 한잔이 먹고 싶어졌다.

오후엔 집으로 돌아와 소파에 앉았다. 그렇게 말없이 30여 분을 앉아있었다. 붉게 물들어가는 저녁노을을 바라보며 늘 이렇게 평화롭기를 기도했다.

**항암 종료_54일_182일 차. 2016.7.31.일**

6월이면 모든 치료가 끝이 날 것이라고 예상했었다. 그런데 7월이 끝나가는 지금, 나의 투병기는 아직도 현재진행형이다. 어떤 때는 혼란스럽다. 그리고 어렵다. 모든 것이 내 맘대로 되지 않는다는 것에 성질날 때도 있다.

"왜 나여야 하는가? 왜 그래야 하는가? 지금 이대로 좋은데. 뭘 또 얼마나 해야 하는 것일까?"

### 항암 종료_57일_185일 차. 2016.8.3.수

날씨가 정말 덥다. 에어컨 바람을 맞으면 시원하고 좋긴 하지만 목구멍 속에 염증이 생겼는지 감기 기운이 있어서 시원함과 뽀송함을 포기한 채 선풍기 바람에 몸을 맡겨본다.

시간은 참 빠르다. 내일이 벌써 외래 진료다. 스케줄이 순탄하게 내 편이 되어준다면 이번 주 토요일에 입원하여 다시 한 번 채집 과정을 견뎌야 한다. '견디다'의 표현을 기록하는 이유는 결코 채집의 과정이 간단치 아니하기 때문이다. 더불어 다른 사람에 비해 나의 치료 과정이 자꾸만 뒤처지는 것 같아 건몸 다는 것도 사실이다.

하지만 어쩔 수 없다. 정상적인 컨디션과 몸 상태에서 채집 과정이 이루어져야 함이 옳으며, 그렇게 채집된 깨끗한 나의 조혈모세포들이 고용량 항암을 이겨낸 나의 몸속으로 다시 들어와 내 몸의 회복을 도울 것이다. 그 과정, 과정들이 한 번씩만 경험하는 것으로 마무리되기를 바라보며 내일의 나의 혈액들에게 한마디 해본다.

"이놈들아, 제발 이번엔 통과하자. 알겠지!"

## 항암 종료_58일_186일 차. 2016.8.4.목

어이쿠! 혈액 수치가 문제가 아니었다. 간 수치가 또 올랐다고 한다.

| | | |
|---|---|---|
| 혈소판 정상 수치 | 150,000~400,000(15만~40만) | 174,000 |
| 백혈구 정상 수치 | 3,500(4,000)~9,000(1만) | 3,800 |
| 호중구 정상 수치 | 2,000~4,500 | 2,300 |
| 빈혈 정상 수치 | 남자 13 이상, 여자 12 이상 | 13.1 |

예정대로 토요일에 입원하여 채집 과정을 진행하기로 했다. 다만 상승한 간 수치를 떨어뜨리기 위한 내복약(우○4 같이 생겼다.)이 처방되었다.

또한, 감기 초기 증상을 이야기했더니 종합 감기약은 먹어도 된다는 답을 얻었다. 진료가 끝난 후, 진료실 문을 나서는 순간 담당 교수께서 확인하듯 말씀을 하셨다.

"채집된 양이 많을수록 이식 후 회복도 더 빠릅니다. 채집이 잘 될 수 있도록 마음 편하게 푹 쉬고 오세요!"

뻔한 말이지만 환자의 맘을 편하게 해주시는 교수님이 고맙게 느껴졌다.

## 조혈모세포 채집을 위한 입원 II

항암 종료_60일_조혈모세포 채집을 위한
입원 II_1일_188일 차. 2016.8.6.토

| | | |
|---|---|---|
| 혈소판 정상 수치 | 150,000~400,000(15만~40만) | 161,000 |
| 백혈구 정상 수치 | 3,500(4,000)~9,000(1만) | 3,500 |
| 호중구 정상 수치 | 2,000~4,500 | 2,107 |
| 빈혈 정상 수치 | 남자 13 이상, 여자 12 이상 | 13.1 |
| 간 수치 정상 수치 | 10~44 | 45/100 |

입원했다. 토요일이 입원 날인지라 응급실 데스크를 통해 입원 수속이 진행되었다.

오늘 입원한 병실은 첫 항암 때 입실했던 9277호. 기억이 남다르다. 밀려오는 두려움을 애써 외면하고 검사와 검사 속에 잠들지 못한 채 복도를 서성이며 마음 졸이던 그 자리. 그러나 그때의 나와 지금의 내가 확연히 다름을 나 스스로 알 수 있다. 그만큼 내겐 여유란 것이 생겨났고, 새로운 치료와 처치를 받아들일 수 있을 만큼의 마음자리가 비워져 있다.

간호사님께서 수액을 찔러주고 가신다. 아마도 오늘 저녁부터 골수의 가동화를 위한 촉진제가 시작될 것이고, 그 주사는 앞선 채집 당시 맞은 주사와는 조금은 다른 성분의 주사일 것이다. (채집이 더욱 수월하도록 해주는 보험 미적용 촉진제가 있다는 설명을 얼핏 들었다.)

아무튼, 이번 채집 과정으로 충분한 조혈모세포들이 모일 것이다. 아니, 모인다! 난 그렇게 믿는다.

### 항암 종료_61_조혈모세포 채집을 위한 입원Ⅱ_2일_189일 차. 2016.8.7.일

| | | |
|---|---|---|
| 혈소판 정상 수치 | 150,000~400,000(15만~40만) | 153,000 |
| 백혈구 정상 수치 | 3,500(4,000)~9,000(1만) | 22,600 |
| 호중구 정상 수치 | 2,000~4,500 | 20,566 |
| 빈혈 정상 수치 | 남자 13 이상, 여자 12 이상 | 12.4 |

집사람과 함께한 이틀이 쏜살같이 지나갔다. 지나간 시간이 아깝기는 하지만 병원에서 맞이하는 아침을 집사람과 함께하는 것 또한 색다른 경험이다. 그보단 큰 기쁨이고 축복이다!

채집 스케줄은 첫 번째 채집 때와 동일한 일정이었으나, 앞선 일기의 기록처럼 이번 채집 과정엔 모조빌주[5]라는 주사제를 사용한다고 한다. (앞서 투약했던 가동화를 위한 촉진제 주사제는 G-CSF[6]라고 한다.) 건강보험이 적용 안 되면 주사약 한 병에 700만 원이라고 하니 엄청 비싼 주사제다. 이번 채집 과정을 통해 채집을 완료하고 조혈모세포 이식 과정으로 진행되기를 바라본다.

---

5  모조빌주(Mozobil Injection): (플레릭사포르) G-CSF와 병용하여, 비호지킨림프종과 다발성골수종 환자의 자가 조혈모세포 이식과 조혈모세포 채집 시 말초 혈액으로 조혈모세포의 가동화 증진. 성분 채집술 시행 전 4일간 매일 오전 G-CSF 10μg/kg을 투여한 후, 4일째 되는 날 오후부터 이 약 투여를 시작한다. 충분한 세포가 모아질 때까지 오전에 G-CSF, 오후에 이 약을 투여하며, 성분 채집술 시술 전 11시간 이전에 이 약을 투여한다. 최대 4일 연속 투여가 가능하다. 이 약의 추천 용량은 1일 1회 0.24mg/kg 용량을 피하주사하는 것이다. 각 바이알은 20mg/mL 농도의 1.2mL 용액이며, 아래 식에 따라 환자에게 투여할 용량을 계산한다. (0.012×환자의 실제 체중(kg)=투여 용량(mL)) 환자의 체중 증가로 인한 투여량이 증가하더라도, 이 약의 투여량은 최대 40mg/일을 초과해서는 안 된다. 표준체중의 175% 이상인 환자들에 대한 용량과 치료는 연구되지 않았다. ○신기능 저하 환자 중등도 이상의 신기능 저하 환자(크레아티닌배설율(CrCl)≤50mL/분)는 이 약의 용량을 다음 표와 같이 0.16mg/kg으로 1/3 정도 줄인다. 최대 27mg/일을 초과해서는 안 된다. 혈액투석이 필요한 신기능 저하 환자에 대한 임상적 경험은 없다.(한국 희귀·필수의약품센터 발췌_https://www.kodc.or.kr)

6  G-CSF: 백혈구 조혈성장인자(Granulocyte Colony Stumulating Factor: G-CSF)인 과립구집락자극인자라고 한다. 주로 호중구의 분화, 증식, 성숙 및 활성화에 관여한다. 사용범위는 ㄱ. 호중구 감소증의 치료, ㄴ. 호중구 감소증의 예방, ㄷ. 조혈모세포 이식을 위한 세포 채집을 위해 사용된다. 백혈구 촉진제라고 하며 류코스팀, 듀라스틴, 그라신, 뉴라팩, 뉴라스타 등 다양한 백혈구 촉진제가 있다. 촉진제를 통해 백혈구 수치를 올리게 된다.(『림프종 바로알기』, 도서출판 고려의학, p.128 참조, 약학정보원 발췌_www.health.kr)

## 항암 종료_62_조혈모세포 채집을 위한 입원Ⅱ_3일_190일 차. 2016.8.8.월

| | | |
|---|---|---|
| 혈소판 정상 수치 | 150,000~400,000(15만~40만) | 161,000 |
| 백혈구 정상 수치 | 3,500(4,000)~9,000(1만) | 35,700 |
| 호중구 정상 수치 | 2,000~4,500 | 32,808 |
| 빈혈 정상 수치 | 남자 13 이상, 여자 12 이상 | 12.7 |

아침, 저녁으로 양쪽 팔에 촉진제를 맞고 있다. 오후에 들른 부교수께선 수요일 저녁과 목요일 오전까지 모조빌주를 주사할 것이라고 했다. 비싼 약을 쓰는 만큼 총 채집량 3을 넘기는 것은 수월할 것이라고 너스레를 놓아주신다.

모조빌주의 실제 가격이 궁금해서 웹 검색을 해보았다. 헉! 1.2mL 한 병의 가격이 6,998,000원! (한국 희귀·필수의약품센터 참조) 대한민국에서 건강보험의 혜택을 받을 수 있음에 감사한 마음을 가져야 한다.

날이 더워 3층 하늘 공원을 포기하고 항암 병동 복도를 걸었다. 중앙 복도 대기실과 복도마다 환우들이 가득했다. 지금 나와 이들에겐 병실과 복도의 시원한 에어컨 바람이 최적의 피서지임이 분명하다. '내년 여름엔 시원한 동해에 있을 거야!'라고 중얼거리며 미친 놈처럼 웃어본다.

## 항암 종료_63_조혈모세포 채집을 위한 입원Ⅱ_4일_191일 차. 2016.8.9.화

| | | |
|---|---|---|
| 혈소판 정상 수치 | 150,000~400,000(15만~40만) | 151,000 |
| 백혈구 정상 수치 | 3,500(4,000)~9,000(1만) | 35,200 |
| 호중구 정상 수치 | 2,000~4,500 | 32,736 |
| 빈혈 정상 수치 | 남자 13 이상, 여자 12 이상 | 12.4 |
| 간 수치 정상 수치 | 10~44 | 34/56 |

저녁 시간, 간호사께서 침대 커튼을 여신다.

"김성남 님, 어지럽지 않으세요?"

안 그래도 약간 어지럼증이 느껴졌었는데 어떻게 아셨을까? 어머! 이번엔 혈당이 낮다고 한다. 참으로 가지가지 해주신다. 보통 70~110mg/dl이 정상 수치라고 하는데 혈액검사에서 60 이하로 확인되었다고 한다. 어쩐지 해롱해롱~

혈당이 낮아지는 것, 간 수치가 높아지는 것 등등. 이 모든 것들이 기본 6차 항암에서는 내게 나타나지 않았던 부작용이었다. 그래서일까? 조금 당황스러워진다.

## 항암 종료_64_조혈모세포 채집을 위한 입원Ⅱ_5일_192일 차. 2016.8.10.수

새벽 3시 혈당 체크_84mg/dl. 안심할만한 수치는 아니라고 한다. 5시쯤 한 번 더 체크_95mg/dl. 그나마 정상 수치에 가까워 통과.

한 번도 걱정하지 않았던 혈당. 당뇨 환우들이 신경써야 하는 중요 체크리스트 중 하나라고만 알고 있었던 혈당. 나와는 전혀 관계 없을 것이라고 여기던 혈당. 그것도 저혈당!

이걸 어떻게 설명해야 하는 걸까?

부교수께서 다녀가셨다. 예정된 카테터 삽관 시술을 받은 후, 오후부터 촉진제가 투약될 것이라는 일정을 설명해주신다. 설명이 끝나고 부교수께서 혈당 수치가 떨어진 부분을 내게 묻는다. 그 이유를 내가 알 리 있겠는가? 내게 물은 것으로 유추해보면, 의료진도 그 이유를 아직은 알 수 없다는 것을 역설(逆說)한다.

투병이란 여정(旅程) 동안은 알 수 없는 변수들이 많이 존재하는 것 같다. 간 수치와 혈당 수치처럼 숨은 복병들이 자주 등장한다. 그러니 맘을 좀 더 여유롭게 다스려봐야 한다.

노트북을 열어 기록하는 지금. 이미 난 카테터 삽입 시술을 받고 병실에 올라와 있다. 두 번째 경험이라고 해서 긴장과 아픔이 줄어드는 것이 아님을 몸소 느껴본다. 인터벤션실 앞 침대 위에 누워 '시편 23편'을 읊조리고 또 읊조렸다. 간단한 시술이긴 하지만 수술 침대 위에 누워야 하는 행위 자체가 사람을 긴장하게 만든다. 제법 익숙한 전처치의 움직임이 들린다. 또한, 알 수 없는 쇠붙이의 차가움이 몸으로 전해져 온다. 그렇게 얼마의 시간이 지난다. 의료진의 분주한 손놀림과 행동들이 귀로 전해질 즈음, 목과 어깨를 타고 무언가 흐르는 따뜻한 느낌이 전해온다. 그리고 그 따뜻함이 천천히 식어갈 때 '곧 시술이 끝나겠구나.'란 생각을 했다.

얼굴 부위를 수술 위생 포가 덮여있어 앞이 보이지는 않았지만 희미하게 보이는 실루엣 사이로 "환자분 수고하셨습니다. 수술 끝났습니다."란 의사님의 말을 듣고 안도의 한숨을 내쉬었다.

이번 처치로 또 하나의 분명함이 생긴다. 난, 겁쟁이가 분명한 것 같다!

어제저녁 처방된 타이레놀로 그럭저럭 근육통을 버텨내고 있지만, 오늘 밤이 고비가 될 것으로 보인다. 무엇이든 수월한 것은 없다. 간단한 것도 없음을 다시 한 번 느껴본다. 치료 과정은 인내와 끈기 그리고 기다림의 연속인 것 같다.

지금까지 맞았던 백혈구 촉진제의 부작용은 이미 알고 있다. 그러나 모조빌주의 부작용은 어떤 것이 찾아올지 잘 모른다. 그럼에도 난 그 부작용이 살짝 기대된다면 혹자는 나를 미친놈이라고 할지도 모르겠다. 하지만 그 기대가 거짓이 아님은 비싼 약제로 인해 더욱 많은 조혈모세포가 채집될 거라는 기대 때문일까? 아마도 나는 겁쟁이에 이은 미친놈이 확실한 것 같다.

### 항암 종료_65_조혈모세포 채집을 위한 입원 II _6일_193일 차. 2016.8.11.목

과감히 타이레놀과 동행하지 아니한 채 하얀 밤을 보냈다. 허리와 각 관절에 미세한 통증이 있긴 했지만, 약물 투입 없이 버텨냈다. 미련한 나에게 격려의 박수를 보내본다.

오늘의 일정은 채집. 아침 일찍 케모포트에 수액 주사를 심고 주치의가 동의서를 받아간다. 어제는 저녁 식사 후 촉진제를 한 방 맞은 후, 저녁 9시쯤 반대쪽 팔엔 모조빌주를 맞았다. 별다른 증상은 없었다. 다만 오늘 아침 피검사(케모포트에 바늘을 심기 전 피검사를 해서 팔뚝을 주삿바늘에 내어줘야 하는 수고를 면했다.) 와 함께 간호사님께서 혈당검사를 해주셨는데 84mg/dl. 또 떨어졌다. 도대체 왜 저혈당이 오는 걸까? 알 수가 없다. 며느리도 모른다, 하하하.

식전 요구르트 한 병으로 혈당이 쑥쑥 올라주기를 기대해본다. 그러고 보니 앉아있음에도 약간씩 어질어질한 느낌이 있다. 느낌일지도 모르겠지만, 사람의 몸은 참 신기한 것 같다. 걷는 것도, 움직이는 것도, 한동안은 조심해야겠다는 다짐을 해본다.

'자! 채집 시작이다. 가보즈아!'

8시 30분에 시작한 채집 과정은 오후 1시 30분이 넘어서 끝이 났다. 두 번째 경험임에도 불구하고 5시간의 지루함과 생리 현상의 결과물을 누군가에게 부탁해야 하는 부끄러움은 전적으로 자신과의 싸움인 것 같다.

채집이 종료되고 병실로 올라온 이른 오후. 잠시 묵상에 잠겨본다. 뭔가 알 수 없는 긴 터널 속, 어둠 안에 난 서있다. 어떻게 걸어야 이 터널을 빨리 빠져나갈 수 있는지는 모르지만, 그저 묵묵히 걷다 보면 그 길의 끝에 다다른다는 것은 알고 있다. 또한, 그 치료의 길을 묵묵히 걸어 목적지에 다다르는 것이 아들로서, 남편으로서, 아빠로서의 의무이자 사명이란 생각도 해본다. 묵상할 정도의 여유가 생긴 것을 보니, 오늘 채집의 결과가 왠지 훌륭할 것이라는 기대가 더욱 증폭된다!

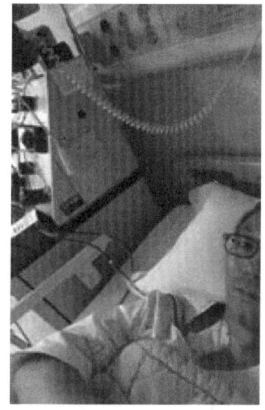

재집 중 한 컷

저녁 식사 전, 무거운 몸을 일으켜 병원 복도를 걷고 있었다. 멀리서 부교수님 등장! 웃으며 점점 다가오신다.

**부교수:** 아버님, 채집이 잘 되었어요! 말씀드린 것처럼, 비싼 약(모조빌주)을 써서 그런지 생각한 것보다 많은 양의 조혈모가 채집되었어요. 1차 채집 때 이틀 동안 1.6 정도밖에 안 모였잖아요? 이번엔 한방에 4.7이나 모였습니다. 고생하셨어요! 그리고 내일 퇴원하실 거니까 준비해두세요.

'하루라도 빨리 병원에서 벗어나고 싶은 환자의 마음을 저리 잘 아실까?'라고 생각하며 오늘의 고생이 헛되지 않았음에 감사의 기도를 드렸다.

채집 양의 충분한 확보로 원활한 조혈모세포 이식이 될 것이라는 기대도 잠시, 혈소판 수치가 많이 떨어졌을까 봐 걱정했는데 다행히 수혈은 안 받아도 되겠다.

| 혈소판 정상 수치 | 150,000~400,000(15만~40만) | 71,000 |
| --- | --- | --- |
| 백혈구 정상 수치 | 3,500(4,000)~9,000(1만) | 48,200 |
| 호중구 정상 수치 | 2,000~4,500 | 45,259 |
| 빈혈 정상 수치 | 남자 13 이상, 여자 12 이상 | 13.5 |

좋은 날, 굳이 트집을 잡고 싶진 않지만 일기 속엔 온통 숫자와 수치가 돌아다니고 있다. 숫자에 일희일비(一喜一悲)하는 신세가 한탄스러워 절로 한숨이 나온다.

## 항암 종료_66_조혈모세포 채집을 위한 입원Ⅱ_7일_194일 차. 2016.8.12.금

| 혈소판 정상 수치 | 150,000~400,000(15만~40만) | 62,000 |
| --- | --- | --- |
| 백혈구 정상 수치 | 3,500(4,000)~9,000(1만) | 27,000 |
| 호중구 정상 수치 | 2,000~4,500 | 24,300 |
| 빈혈 정상 수치 | 남자 13 이상, 여자 12 이상 | 12.4 |

오전에 퇴원 오더가 떨어졌다. 카테터를 빼러 인턴 선생이 올라왔다. 의사 선생 앞에선 내색 안 했지만 속된 말로 솜털도 안 가신 학생 같은 모습에 신뢰도 하락. 불안의 증폭!

첫 번째 때보다 지혈이 잘 안 되었다. 모래주머니를 이용하여 약 1시간 정도 지혈을 한 후, 드레싱을 교환하고서야 퇴원할 수 있었다. 퇴원하는 길, 명세서 속 모조빌주 가격을 보며 흠칫 놀랐다. 사실 그전에 웹 검색을 통해 가격을 알고 있었음에도 불구하고 다시 한 번 그 높은 가격에 놀라고 말았다. 건강보험이 적용되었기 망정이지 그렇지 않았다면 주사제의 사용에 많은 고민을 했을 것 같은 생각이 들었다. 또 옛말에 "집안에 암 환자 한 명만 있어도 기둥뿌리 뽑힌다."라는 말이 이젠 시대착오적이어서 더는 암을 수식하는 미사여구로 사용되면 안 된다는 생각도 해본다.

집에 도착한다. 집은 참 좋다. 내게 주는 평안함, 안락함. 그냥 좋다!

투병을 시작하고부터일까? 아니, 더 자세히 얘기하자면 항암을 시작하고부터 나의 인내력과 배려는 줄어들고, 그와 반대로 어리광은 눈에 띄게 늘어났다. 집사람이 늦게 퇴근하는 것, 아이들과의 관계에서 아빠를 배척하는 것 같은 느낌이 들 때, 환자인 나를 조금 배려하지 않는 가족들의 모습이 느껴질 때마다 난 쉽게 역정을 내고, 아쉬움을 토로하고, 서운함을 표현한 것 같다. 분명 그 끝은 후회와 자신에 대한 원망으로 귀결된다는 것을 알면서도 말이지.

곧 무균실에 들어가면 한동안 가족들과 이별이다. 보고 싶어도 볼 수 없는 것을 경험한다는 것은 무척이나 괴로운 일임을 부정할 수 없다. 그래서 더는 후회할 일을 만들지 말아야겠다. 잃어버린 나의 따뜻한 모습을 회복해야겠다. 유머러스한 나의 모습을 보여주어야겠다. 이식 전 얼마 남지 않은 시간까지 노력해보리라!

## 무균실 입소 전의 자유

**항암 종료_70_198일 차. 2016.8.16.화**

계속되는 어지럼증. 이유가 뭘까? 혈당이 떨어져서일까? 아니면 다른 이유일까? 알 수 없다. 다만, 이 어지럼증이 쉽게 없어지지는 않을 것 같은 불길한 예감이 엄습해온다.

**항암 종료_76_204일 차. 2016.8.22.월**

이어지는 무더위로 모두가 지쳐가는 것 같다. 1994년 이후로 기록적인 폭염이라고 한다. 기억을 되짚어본다. 1994년의 강촌, 폭염이라곤 했지만, 그 더위 속에서 나와 친구들은 즐거운 추억을 만들었다. 그리고 여름이 그 기세를 접을 무렵 청춘의 기세도 함께 접은 채 논산 훈련소로 입대했던 게 기억난다.

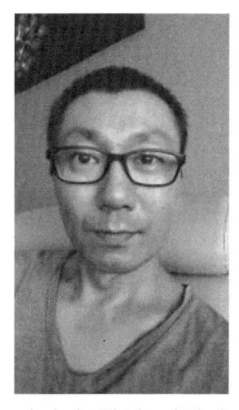

머리가 많이 자랐다. 이렇게 계속 머리를 기르고 싶다. 그냥….

1994년의 나는 얼마나 푸르렀을까? 그때는 몰랐겠지만, 너무도 푸르고 눈이 부셨겠지! 그때 그 눈부신 푸름을 우리는 '젊음'이라고 부른다. 그리고 또 한 가지! 하마터면 잊을 뻔했다.

기성세대의 의견과 관습을 모두 거부하는 우리는 'X세대'였다.

모처럼 사진을 올려본다. 정말 머리가 많이도 자라주었다. 이 머리를 또 민둥-머리로 깎아야 한다는 것이 그저 아쉽고 서운하기만 하다. 사진 속 나는 흡사(恰似) 군대 시절 짧은 군인 머리를 하고 있다. 물론 얼굴과 육신은 40대 아저씨로 변신을 완료해 버렸지만 말이다.

사진 속, 저 모습이 되려면 또 얼마만큼의 고통과 인내가 필요할까? 단순히 머리 길이로만 그 시간을 평가하기엔 부족하다는 것을 잘 안다. 다만 시간이 지난 어느 날, 자라난 머리카락 길이만큼 삶에 대한 고찰(考察)과 철학(哲學)도 함께 자라나 주기를 바라볼 뿐이다.

## 항암 종료_78_206일 차. 2016.8.24.수

외래를 다녀왔다. 드디어 자가 조혈모세포 이식 일정이 나왔다. 진행 스케줄은 다음과 같았다.

금주 일요일(8/28)에 일반실 입원. 화요일(8/30)에 무균실 입원. 그리고 9/6. 이식.

| 혈소판 정상 수치 | 150,000~400,000(15만~40만) | 369,000 |
| --- | --- | --- |
| 백혈구 정상 수치 | 3,500(4,000)~9,000(1만) | 2,800 |
| 호중구 정상 수치 | 2,000~4,500 | 1,428 |
| 빈혈 정상 수치 | 남자 13 이상, 여자 12 이상 | 12.9 |

교수님과의 진료를 마치고 일어서며, 처음으로 말했다. 아니, 부탁했다.

**나:** 교수님, 저 꼭 낫게 해주세요. 부탁드립니다!
**교수:** 아, 네. 좋은 결과 있을 겁니다. 잘 될 겁니다. 걱정하지 마세요!

진료 후, 무균실 전문 간호사님과 면담을 했다. 이식 과정에 대한 설명과 입소 준비 물품(구매 물품) 구매에 대한 안내를 들었다. '이제 진짜구나.'란 생각이 드는 순간, 조금 슬퍼졌다.

열심히 설명하고 계신 간호사님과 그 설명을 귀담아듣고 있는 집사람과는 달리 딴생각에 먼 벽만 멀뚱히 쳐다보고 있는 나…. 그 혼돈 속에서 생각을 정리해본다.

'그래, 그래도 시간은 간다. 힘내자!'

무균실 입소 준비물 리스트와 의료 용품 구입 영수증
(구입 물품을 놓고 보면 의료 용품이라는 이유로 과한 금액이 책정되었다.)

입소 준비물 리스트와 병원 지하 의료 용품 가게에서 구매한 일회용 마스크와 보호 캡(모자) 그리고 칫솔 4개를 구매한 영수증이다.

무지하게 비싸다. 기분 탓이 아니라 정말 비싼 게 맞다! (단순한 플라스틱 칫솔대에 하얀색 칫솔모가 달린, 그냥 보기에도 싸구려 같아 보이는 칫솔 한 개가 4,500원이라는 것이 놀랍기만하다.)

왼쪽 서혜부(사타구니)가 이상할 만큼 예민하다. 촉진을 해보면 만져지거나 느껴지는 것은 없는데도 불구하고 무언가가 불편하게 있는 것 같은 기분.

기본 항암이 끝이 난 후, PET 촬영에서 영상의학과 교수의 소견이 "희미하게 뭔가 보인다."라는 말을 했었다고 들었다. 만약 그 말을 듣지 않았더라면? 그러한 소견이 있었다는 것을 모르고 있는 상황이라면? 서혜부의 둔탁한 느낌이 내 신경을 건들고 나를 괴롭히고 있을까? 사람은 마음먹기 나름이라고 하던데 내 마음은 예외인가 보다. 그러나 어쩔 수 없다. 이미 난! 출발선에 서버렸고 총성이 울리면 득달같이 튀어나가야 한다. 시쳇말로 잘 짜인 극본 속 주인공으로 초대받은 만큼 최대의 시청률을 위해 부단히 노력해야 한다.

### 항암 종료_81_209일 차. 2016.8.27.토

무균실에 들어가기 전 마지막 산책과 커피 타임. (마지막이란 단어는 늘 슬프다.)

아마도 이식이 끝나고 집으로 돌아온 후, 한동안은 아침에 산책하기는 어려울 것이다. 아니 산책은 가능하더라도 향긋한 아메리카노를 마시는 호사는 얼마 동안 누리지 못하리란 생각을 해본다. 그래서일까? 오후에 한 번 더 집사람과 커피 잔을 들고 산책했다.

나의 무균실 입소 소식을 알고 있던 걸까? (이 또한 기록으로 남겨야 함이 마땅하다.) 회사로 한 통의 내용증명이 배달되었다. 작년 5월, 지금의 나의 병을 촉발했다고 생각하는 그 사건으로 인해 발생한 배상 책임에 대한 내용증명.

내용을 정리하자면 **"곧 소송을 준비할 테니 알고 있어!"** 의 선전포고겠다.

상상이나 해봤던 금액일까? 헛웃음이 터져 나온다.
내용을 공유한 친구 녀석의 표현을 빌리자면 우리네 희망과 꿈이 '억대 연봉입니다.'라고 자주 표현하는데, 그 희망과 꿈의 자리에 도달한 사람이 한 푼도 쓰지 않고 600년을 모아야 달성할 수 있는 금액! 아닌 말로 어처구니없다고 하겠다.
사실 내용증명을 받아놓고 놀라지 않았다면 거짓말이다. 무균실 안에서 들었더라면 더 놀랐겠지만 적절한 시기에 도착해준 서면에 그저 감사의 맘을 가져본다. 이젠 송사의 준비를 위해 변호인을 접촉하고 대응을 준비해야 한다.

사실 전날 밤, 잠을 잘 이루지 못했다. 걱정이 안 된다면 거짓말이고, 신경이 안 쓰인다면 그 또한 거짓말이다. 내 인생 정말 스펙타클하다. 나이 사십 초반에 암에 걸린 것도, 대형 화재의 중심에 서게 된 회사의 대표인 것도, 한발 더 나아가 상상할 수 없는 손해배상액 청구의 피고인이 된 것도…. 과연 이와 같은 경험을 할 수 있는 사람이 조선 땅에 몇 명이나 될까?

난, 그 사건으로 말미암아 내 몸에 병이 생겼다고 믿는다. 아니, 확신한다! 그런데 또다시 이 사건과 얽혀, 치료를 앞두고 있는 나의 몸에 또 다른 충격을 주는 바보 같은 짓거리는 하고 싶지 않다. 그러니 신경은 쓰더라도 걱정은 하지 말자! 그리고 포기를 한다는 생각보다는 계란으로 바위 치기겠지만, 최선을 다해 현실과 부딪혀보리라 다짐해본다!

(앞으로 일기엔 업무적인 내용은 기록하지 않으려 한다. 전적으로 투병과 관련한 내용으로 기록의 중점을 두고자 한다.)

오늘 저녁은 처가 부모님께서 고기를 사주신다고 해서 평소 처가 식구들과 자주 가던 갈빗집을 다녀왔다. 하나뿐인 사위 놈, 긴 치료의 여정을 앞두고 있다고 속을 든든히 채워주실 요량인가 보다. 우울한 분위기를 염려해서인지 손위처남이 시종일관 즐겁고 유쾌한 이야기로 분위기를 주도했다. 장인어른께서는 말씀이 별로 없으셨고 평소보다 약주를 많이 드셨다.

식당에서 집으로 돌아오는 길, 집 앞 입구에서 부모님과 인사를 할 무렵 장모님께서 나를 안아주셨다. 힘내고 잘 다녀오라는 당부와 부탁을 하셨다. 그냥 좀 슬펐다. 장모님은 눈물을 보이셨고, 장인어른의 핀잔이 이어졌다.

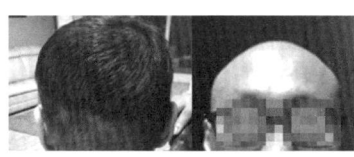

항암이 종료되고 제법 기른 머리를 자르고 나니…다시 황비홍이 되어버렸다.*_*

집사람에게 부탁한다. 최대한 유쾌하고 유머러스하게 나중에 머리 깎을 것을 대비해서 "이렇게 해봐, 저렇게 해봐." 등 있는 말, 없는 말을 모두 쏟아 붓는다. 얼굴은 웃는데 맘은 웃질 못한다. 하지만 평정심을 되찾고 다시 이야기한다.

"잘했다, 굉장하다! 헤어 디자이너를 해도 되겠다."라는 둥 유난스러울만큼 오버를 하며 칭찬에 칭찬을 거듭한다. 어느 정도 밑머리가 정리될 무렵, 전체를 시원하게 밀어달라고 부탁했다.

후드득 떨어지는 머리카락을 보며 혼잣말을 해본다.

"제법 많이 자랐었구나."

떨어지는 머리카락이 그동안의 시간을 기억하고 있는 것 같아 녀석들에게 나를 감추려고 고개를 숙인 채 눈을 질끈 감아 버렸다. 끝내 집사람은 눈물을 보이고 말았다.

저녁엔 조금 늦게 잠자리에 들 요량으로 아이들을 눈앞에 앉혔다. 내일부터 이어질 아빠의 투병 일정과 아빠 회사의 개략적인 상황을 설명해주었다. (충분히 이해할 나이이며, 학년이라 생각했다.) 더불어 마음을 좀 더 강하게 먹어야 하며, 내 일은 스스로 해야 한다는 잔소리도 빼놓지 않았다. 그리고 미안하다는 말도 잊지 않았다.
마지막으로 아이들에게 두 가지 약속을 받았다.

첫 번째, 하루도 빼먹지 말고 매일 기도하기!
두 번째, 엄마 많이 도와주기!

아이들이 꼭 그 약속을 지켜주기를 바라본다.

전할 말을 마친 후, 집사람과 아이들 앞으로 쓴 손편지를 전해주었다. 눈앞에서 편지를 열어보면 손발이 오그라들 것 같아 재빨리 안방으로 들어와 버렸다. 거실에선 눈물바다가 파도친다. 그 파도가 가슴을 후벼 파는 것 같아 이불 속으로 몸을 깊숙이 찔러 넣는다.

# 3. 후반전 (자가 조혈모세포 이식과 그 후)
## 조혈모세포 이식 전 고용량 항암

**항암 종료_82_자가 조혈모세포 이식**
**입원 1일 차_210일 차. 2016.8.28.일**

주일예배 후 손위처남의 차편으로 병원까지 이동했다. 식당에서 점심 식사를 한 후,

"두 달 있다 보자."란 짧은 인사로 헤어졌다.

경상도 남자들도 아닌데 정말 무뚝뚝하다. 참 멋도 없다. 쯧쯧쯧….

무균병동 생활에 필요한 물품들을 접수했다(모두 소독해서 반입해 주신다.). 노트북 컴퓨터 또한 미리 접수해야 한다고 해서 준비해갔는데 무균실 입소일까지 자유를 허락해주셨다. 그로 인해 키보드를 두드리는 호사를 만끽하고 있다.

저녁 9시가 넘는다. 내일 출근도 해야 하고 아이들도 챙겨야 하

는 사람이 집에 갈 생각을 안 한다. 간신히 어르고 달래서 병원 앞 택시 정류장으로 나왔다.

**나:** 내일 월요일이니까 늦잠 자지 말고, 애들 잘 깨워서 학교 보내고, 출근 잘하고!

주황색 택시를 태우며 인사를 했다. 환자복에 황비홍 머리를 한 사람이 병원 밖까지 나와서 택시를 잡는 것을 보고 행인들의 눈동자가 위, 아래로 왔다 갔다 함을 느낀다.

주치의가 다녀갔다. 내일부터 전처치를 한다고 했다. 자세한 설명을 하지도, 묻지도 않았다.
그저 경험으로 미루어 짐작하건대 주치의가 말하는 전처치란,

1. 인터벤션실에서 카테터 삽관 시술을 받아야 하고
2. 심장 검사를 비롯한 여러 가지 각종 검사를 해야 하며
3. 주인공 항암제가 들어오기 전 육신을 달래줄 전처치 약물이 투여될 것이다.

그러니 더 물을 것도 궁금할 것도 없다.

무균실 입소만 생각하고 준비물을 모두 무균실 반입품으로 접수하는 바람에 오늘 당장 사용해야 할 개인 용품을 준비해오지 못했

다. 바보!

그래도 얼마나 깔끔하고 청결한 환자인가? 치약, 칫솔, 로션, 슬리퍼도 없이 달랑 수건 한 장으로 샤워까지 하고 왔다. 이러한 능력의 바탕이 군대 생활의 경험이라면, 믿거나 말거나!

내일을 위해 일찍 눕는다.

이제 곧 항해의 시작이다. 닻을 올리고, 돛을 피고, 바람을 잘 맞이하며 넓은 바다로 나아가야 한다. 항해 중 폭풍우를 피할 수는 없다. 다만 만나게 될 폭풍우가 덜 사납기를, 돛대를 부서트리더라도 선체(船體)는 온전하기를 바라본다.

### 항암 종료_83_자가 조혈모세포 이식
### 입원 2일 차_211일 차. 2016.8.29.월

오늘은 또 어떤 일이 펼쳐질까?

카테터를 받아들였다. 내일 시작할 항암 부작용을 감소시키기 위한 주사제도 투약되었다. 카테터 시술은 조혈모 채집을 위해 오른쪽 목에 삽관했던 것보다 약간 아래쪽(쇄골뼈<빗장뼈> 위쪽)에 삽입되었다. 조혈모세포 채집을 위한 카테터 삽입술보다 수술 시간

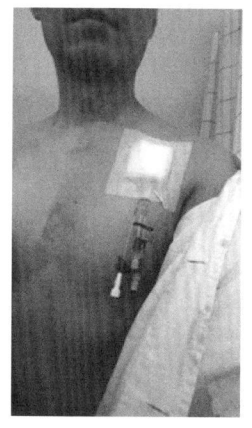

왼쪽 가슴에 또 하나의 카테터를 받아들였다. 이러다간 온몸이 구멍 투성이가 되겠에!

은 짧았지만, 수술 후 밀려오는 통증의 강도는 열 배 정도쯤 될까? (지극히 개인적인 느낌) 카테터 삽입 수술이 끝나고 병실에 올라온 이후, 계속되는 통증 때문에 간호사님께 진통제를 요청했다. 잠시 후, 진통제가 처방 되었고 하얀 알약을 삼킨 후에야 통증은 진정되었다. 그러고 보니 조혈모세포 채집을 위한 카테터는 연결 호스가 두 개였는데, 이 녀석은 세 개의 호스를 지니고 있다. 왼쪽 가슴을 허락한 기념으로 한 컷!

내일 투약될 항암제는 '부ㅇ판'이라고 한다. 그 녀석의 부작용을 최대로 잡아줄 수 있는 또 다른 녀석을 지금 맞고 있다. 이 녀석의 이름은 페니토인ㅇㅇㅇ. 그런데 이 녀석에겐 감춰진 막강한 파워가 있었으니, 무시무시한 어지러움을 선물한다는 점!

주사약이 투약되고 얼마 안 되어 무균실 수석 간호사께서 다녀 가셨다. 전처치로 투약되는 주사제의 이름과 부작용들을 친절히 설명해주셨고, 두통과 어지럼증이 심할 수 있으니 화장실도 보호자와 함께 가야 한다는 당부의 말씀을 해주셨다.

## 항암 종료_84_자가 조혈모세포 이식
### 입원 3일 차_212일 차. 2016.8.30.화

어제는 수석 간호사께서 다녀가신 후 얼마 지나지 않아 주사제의 부작용인 어지럼증이 시작되었다. 조금 과장해서 표현하자면 지금껏 세상을 살아오면서 느껴보지 못했던 어지럼증이었다. 하늘이 빙글빙글 돌고, 걸음걸이가 마치 술에 취한 사람처럼 비틀거려 곧 넘어질 것만 같았다. 화장실을 가려고 침대에서 일어났는데 독립 보행으론 낭패를 볼 것 같아 벽을 잡고 간신히 걸음을 뗄 수 있었다. 생각지도 못한 어지럼증은 나를 굉장히 당혹스럽게 했다. 하루가 지난 지금도 약간의 어지럼증이 남아있다는 건 아직도 완벽한 회복은 아니라는 증거일 것이다.

담당 교수께서 다녀가셨다. 처음 계획되었던 치료 항암제는 부ㅇ판, 멜ㅇ란, 에ㅇㅇㅇㅇ드 이렇게 3가지였다고 한다. 그런데 멜ㅇ란의 보급이 세계적으로 차질이 생겨 불가피하게 약물을 변경하게 되었다고 한다. 그리하여 항암 스케줄이 변경되었고, 무균실 입소도 하루가 늦춰진 8/31로 연기되었다. 입소가 연기되었으니 자연스럽게 이식일도 9/6 → 9/7로 변경.

9월 7일은 아들 녀석 생일이다. '앞으론 나의 두 번째 생일이 우리 아들하고 같아지겠구나.' 생각하니 피식 웃음이 났다. 뭐, 어찌 되었든 결과적으론 계획되었던 항암제가 변경됨으로 인해 항암 차수도 늘어났다. 그래서 오늘부터 부ㅇ판 항암이 시작된다고 한다.

그 약물이 들어와서 내게 어떤 작용을 할지 아직은 알 수 없다. 하지만 치료를 위한 첫걸음이다. 이제 진짜 시작이다.

지금은 오후 3시 15분.
어제 나를 화들짝 놀랐게 했던 페니토인○○○을 또 만나고 말았다. 그나마 다행스러운 점은 어제 맞은 용량의 1/10이라고 한다. 어제 같은 어지럼증은 없을 것이라는 설명에 안도의 한숨을 쉬어본다. 이 녀석이 헤집고 들어간 자리를 4시부터 부○판이란 놈이 바통 터치! 즉, 자가 조혈모세포 이식의 첫 항암제와 만나게 된다. 이제 정말 시작이다!

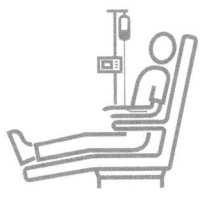

### 항암 종료_85_자가 조혈모세포 이식
### 입원 4일 차_무균실 1일_213일 차. 2016.8.31.수

아침을 먹고, 점심을 먹고, 평소와 별반 다르지 않은 하루가 시작되었다. 그렇게 시간은 흘러가고 있다. 다만 오늘은 무균실로 입소하는 날.

치료의 종지부를 찍기 위한 첫걸음마라고 본다면 이보다 더 좋은 날이 없다고 해야겠다. 그런데 말이야, 그럼에도 불구하고 기분이 유쾌하지 않은 것을 보면 뭐라고 표현해야 맞을까? 소크라테스의 독배와 같다고 한다면 내가 너무 오버하는 것일까?

어젯밤, 집사람은 병실의 좁은 간이침대에 누워 새우잠을 자며 내 곁을 지켰다. 아버지와 어머니는 이른 아침부터 병원으로 오셨다. 한동안 맘대로 볼 수 없다는 것을 알고 있어서일까? 오전 내 쉴 새 없는 수다가 오고 간다.

점심시간. 아버지는 선약이 있으셔서 귀가하셨고 손위처남이 그 자리를 채웠다. 병원 지하 푸드코트에서 다 함께 점심 식사를 했다. 침묵과 달그락거리는 소리만이 들린다. 허기를 달래려고 먹는 것일까? 아니면 한동안 마주할 수 없는 별식이라서 먹는 것일까? 정확히 알 순 없지만 나름 맛있는 식사를 했다. 식사 후 올라온 병실에선 간호사로부터 메모가 있었다.

'1시 이전에 무균실 입소 계획입니다. 간호사실로 오세요.'

마치 한 편의 영화 같았다.

영화 『태극기 휘날리며』에서 주인공인 장동건과 원빈이 대구역에서 강제 징병 되어 전선을 향하는 기차에 올라 말 못하는 어머니와 장동건의 예비 처인 故 이은주를 두고 떠나가는 장면을 기억하는가?

나는 아무렇지 않은 척 쓴웃음을 남기고 무균실 문을 열고 들어간다. 어머니와 아내 그리고 처남의 눈앞에서 점점 멀어진다. 나도 멈출 수 없고, 그들도 나를 붙잡을 수 없다. 그렇게 잠깐의 시간으로 우리는 커다랗고 밀폐된 문을 사이로 갈라졌다. 출입문에 작게 난 유리창 너머로 어머니와 집사람의 흐느낌이 보인다.

무균실 입구 문을 열고 들어가면 그 앞에 문이 또 하나 있다. 그 문을 열고 들어가면 에어 샤워 부스 그리고 그 안을 통과해서 들어가면 무균실로 이어진다. 그 안에는 간호 스테이션이 별도로 있고, 간호 스테이션을 중심으로 남성 4인실, 여성 4인실 그리고 독실 2개로 이루어져 있다고 한다. 4인실에 배정되어 침대 안에 앉았다. 몇 평이나 될까? 침대 4개와 화장실 1개. 그리 넓지 않은 공간이다. 각 침대 위에 장착된 헤파필터[7] 때문일까? 답답함보다는 시

---

[7] 헤파필터: 헤파필터(HEPA Filter)란 공기 중의 미세한 입자를 제거하는 고성능 필터의 일종이다. 이때 헤파(HEPA)는 '고효율 미립자 공기 필터(High Efficiency Particulate Air Filter)'의 줄임말이다. 미국 원자력위원회(US AEC, U.S. Atomic Energy Commission)의 정화 기준으로는 0.3μm(미크론) 크기 이상의 입자를

원하다 못해 춥다는 느낌이 들 만큼 서늘했다.

역시! 사람은 사회적 동물임이 틀림없다. 적응도 한순간이다. 막힌 공간의 두려움은 잠시 접어두고 옆 그리고 앞쪽 환우들과 인사를 하고 병명과 투병 기간 등에 대한 서로의 히스토리를 나누었다. 그러는 사이 페니토인○○○이 끝이 나고 부○판이 들어가고 있다. 부○판이 들어가면서 몸에 약간의 부작용이 생겼다. 침대 위 간호사 호출 벨을 눌렀다. (무균실 간호사님들은 모두 마스크와 항균 캡을 착용하고 있다.)

**나:** 간호사님, 몸이 미칠 정도로 간지럽습니다.
**간호사:** 네? 어느 부위가 가장 가려우세요?
**나:** 음, 생식기(음부)와 항문(회음부-음낭과 항문 사이)이 간지럽습니다.

(무균실 침대 구조는 침대를 둘러싼 비닐 커튼이 이중 막을 치고 있다. 하나는 투명, 또 하나는 불투명. 그리고 천장에는 헤파필터가 장착되어 있다. 병원마다 무균실 구조의 차이는 있다.)

간호사께선 갑자기 불투명 비닐 커튼을 두르며 이야기했다.

---

99.97% 제거할 수 있으면 헤파필터로 인정한다. 1940년대 미국에서 공기 중의 방사성 미립자를 제거·정화하기 위해 헤파필터를 처음 개발했으며, 이후 반도체·의료·전자공학·실험실·원자력 등 다양한 분야에서 응용하고 있다.(다음 백과 발췌_ http://100.daum.net/encyclopedia/view/)

**간호사:** 바지 내리세요. 팬티도 내리세요!

순간 잘못 들었나 싶어 되물을 뻔했지만, 간호사께선 이미 내 침대의 커튼 속에 들어와 있었다. '이게 뭐지?'란 생각이 들었다. 하지만 곧바로 평정심을 찾아본다. 그리고 맘속으로 생각했다. '그래 여긴 무균실이야. 당황하지 말자. 이 사람은 여성이 아니고 의료진이야! 의료진!'

위생 장갑을 착용한 간호사께선 훤히 드러난 부분을 이곳, 저곳 자세히도 둘러본다.

**간호사:** 다리 좀 벌려보세요. 엉덩이 좀 올려보세요.
**나:** 네…. 이렇게요? (간호사님, 나 정말 열심히 하고 있다구요. 흑흑흑)
**간호사:** 교수님께 말씀드리고 연고 처방 올리겠습니다. 긁지 마시구요, 가려워도 조금만 참으세요.

집사람이 출산으로 산부인과를 다닐 때 여의사임에도 불구하고 진료실에 들어가는 일이 고역이라고 했던 말을 진실 되게 위로하지 못했음을 마음속 깊이 반성한다.

오늘의 부O판도 이상 없이 잘 견디고 있다.

기억을 더듬어 군대 시절을 회상해본다. 누구 말마따나 춥고 배

고프던, 정말 안 지나갈 것 같던 이등병 시절. 유격 훈련 중 숨이 막혀 쓰러질 것 같던 가스실의 고통, 동계 혹한기 훈련으로 인해 생겼던 발가락의 동상. 그때는, 그때가 가장 힘들고 두렵고 어렵지 않았던가? 그런데 시간이 흐르고선 어떠했는가? 고통스럽고 죽을 것 같았지만 결국은 해내지 않았던가!

"그래, 그게 너야. 그게 너라고! 그러니 이번에도 이겨낼 수 있어. 힘을 내자고!"

| 혈소판 정상 수치 | 150,000~400,000(15만~40만) | 217,000 |
|---|---|---|
| 백혈구 정상 수치 | 3,500(4,000)~9,000(1만) | 5,000 |
| 호중구 정상 수치 | 2,000~4,500 | 4,275 |
| 빈혈 정상 수치 | 남자 13 이상, 여자 12 이상 | 11.8 |

### 항암 종료_86_자가 조혈모세포 이식
### 입원 5일 차_무균실 2일_214일 차. 2016.9.1.

변함없이 아침은 밝는다. 아무 일도 없다는 듯 세상 사람들은 모두 각기 해야 할 일들을 찾아 바삐 움직인다. 무균실의 조그만 창으로 바라본 세상 속은 분주하고 활기차기만한데, 정작 그 속에 나는 없다. 그 사람들 틈 속에 내가 다시 서기를 오늘 아침 간절히 소망해본다.

작은 공간 속에 있다 보니 시간의 흐름을 알 수 있는 몇 가지를 발견했다. 우선 벽에 걸린 시계를 통해 시간을 확인할 수 있다. 그리고 휴대폰과 노트북 컴퓨터에서 정확한 날짜와 시간의 확인이 가능하다. 그러나 그것 외에도 특별히 시간의 흐름을 알 수 있는 방법을 발견했다. 그것은 바로! 교대 근무로 매일 바뀌는 간호사와 도우미 여사님들의 얼굴 시계.

또다시 군대 시절 이야기를 꺼내는 것이 쑥스럽긴 하지만 적절한 비유를 찾다 보니 어쩔 수 없이 군 시절을 상기시켜본다. 이등병 시절의 난, 달력을 잘 보지 않았더랬다. 여러 가지 규칙과 시간을 지켜야 하는 이등병에게 오늘의 시간은 중요했지만, 달력을 보며 휴가 날짜와 전역 날짜를 셈하는 날짜의 확인(긴 시간)은 사치처럼 느껴졌었다. 어쩌면 달력을 자주 보게 되면 길게 남은 군 생활이 더 길게 느껴질까 봐 그랬는지도 모르겠다. 암튼 비교가 적절할지 모르겠지만, 난 무균실에서 치료받는 동안 이등병 시절의 마음을 가져보려 한다.

오늘도 이어지는 이식 전 항암제들이 내 몸에서 잘 반응해주기를 바란다. 페니토인○○○은 어지럼증 외에 피부 간지럼증을 일으키는 듯하다. 정말 미칠 만큼 간지럽다.

담당 교수께서 다녀갔다. 간단한 안부를 물은 후, 병실을 나서기 전, 의미심장한 한마디를 던진다. 그 말이 가슴에 깊게 각인되었다.

담당 교수: 아직, 시작 아닙니다. 10일이 지나고부터 그때가 진짜 시작입니다. 힘내셔야 해요! 식사도 잘하셔야 하구요! 잘하실 수 있으시죠?

오늘의 혈액 수치가 나왔다. 백혈구와 호중구 수치가 높은 이유는 전처치 때문이리라.

| 혈소판 정상 수치 | 150,000~400,000(15만~40만) | 213,000 |
| --- | --- | --- |
| 백혈구 정상 수치 | 3,500(4,000)~9,000(1만) | 6,000 |
| 호중구 정상 수치 | 2,000~4,500 | 5,064 |
| 빈혈 정상 수치 | 남자 13 이상, 여자 12 이상 | 12.2 |

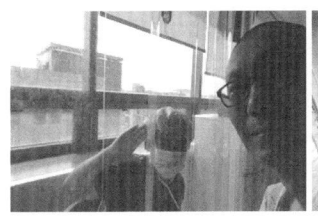 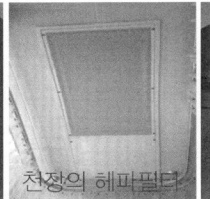 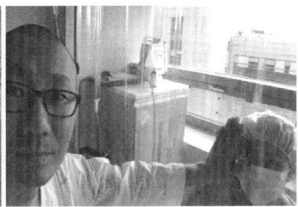

무균실 면회는 1일 1회_30분이 허락된다. 사진과 같이 비닐 커튼 사이로 면회가 이루어지며 신체적인 접촉은 허락되지 않는다. 환자의 침대 둘레에는 2중의 비닐 커튼(투명, 불투명) 막이 있으며 천장에는 허파 필터가 설치되어 있다.

집사람이 무균실 면회를 들어왔다. 불과 하루가 지난 것뿐인데 어제와는 완전히 달라진 서로를 발견한다. 사진 속 모습처럼 집사람은 항균 모자와 마스크, 항균복을 착용하고 비닐커튼 밖에서 나를 바라본다. 나 또한 집사람을 만지거나 잡을 수 없다. 불과 하루 전만 해도 다정히 손잡고 커피를 마셨었는데 오늘의 우리는 흡사(恰似) 이산가족 같다.

30분으로 정해진 면회 시간의 곱절을 채우고서야 집사람은 일어났다. (그 시간 동안 집사람이 몇 번의 눈물을 훔쳤는지 다 헤아리지도 못하겠다.) 집사람과의 대화를 통해 어제 무균실 앞에서 어머니의 많은 눈물이 있었음을 들을 수 있었다. 그 말을 듣고 순간 울컥했지만, 화제를 전환하며 간신히 넘길 수 있었다. 일어서는 집사람과 아쉬움을 달래고자 비닐 커튼에 손을 맞대어 본다. 집사람의 따뜻한 기운이 느껴진다. 헤파필터의 차가운 바람도 그 따뜻함을 막지는 못한다.

집사람이 돌아간 후, 조금 늦은 식사를 했다. 환자복도 환복했고, 시트와 이불도 모두 새것이다. '무균실 식사는 어떨까?'란 생각을 해봤었는데 실제 식사와 마주하니 그럭저럭 먹을 만했다.

다만 조리한 음식을 고온에서 살균(찜통에서 찌는 것 같은)하여 반입되기에 음식 본연의 맛이 상실된 맛이라고 할까? 어떻게 표현해야 그 맛이 글로 설명하기에 충분할 수 있을까?

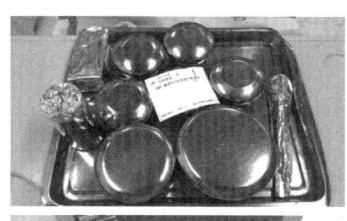
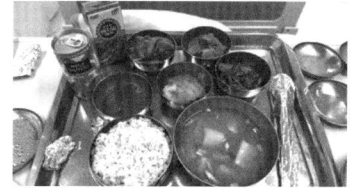

무균식단. 모든 음식이 음식 본연의 맛을 상실했다… 으악~

오후가 되어 세 번째 항암제인 부○판이 투약되고 있다. 사람마다 겪게 되는 부작용은 다르겠지만, 내가 경험한 부○판의 부작용은 미치도록 견디기 힘든 가려움증과 투약 후 약 10분 정도 이어진 통증(작열감)이었다. 그 통증을 좀 더 리얼하게 표현해본다면 성기 바로 윗부분(음모가 있는 곳)과 항문(회음부) 주변이 불에 타들어 가는 것 같은 느낌이었다. 물론 그 시간을 잘 견뎌내었지만, 통증이 언제까지 지속될까 하는 걱정에 호출 버튼을 누를지 말지를 수백 번 고민했었다. 잘 견뎌준 나에게 감사하며 마음 한편으로 생각했다.

"이 녀석의 기세가 이 정도라면, 다음 녀석들은 얼마큼 센 놈들일까?" 실로 궁금해진다.

오후 6시, 항암제가 끝이 났다. 이젠 전 처치로 만났던 두 녀석과는 더는 만날 일이 없다. 오호! 또 한고비를 넘은 나님 되시겠다. 몸속에 들어온 항암제와 암세포에게 나지막이 속삭여본다.

"우리 천천히, 가만히, 티 안 나게 가자. 인석들아!"

저녁에 간호사께서 다녀간다. 내일부터 이어질 항암 스케줄을 말씀해주신다. 그리고 항암제로 인한 체중 증가 때문에 어쩔 수 없는 이뇨제 주사 처방을 말해준다. 화장실과의 한판 전쟁이 벌어질 것으로 예상해본다.

## 항암 종료_87_자가 조혈모세포 이식
### 입원 6일 차_무균실 3일_215일 차. 2016.9.2.금

아침부터 간호사님의 방문. 혈압을 비롯한 각종 체크가 이어진다. 그리고 몸무게 측정. 결과는 68kg. 이뇨제가 효과가 있긴 하다. 소변량이 눈에 띌 만큼 늘은 것도 아닌데 이상할 만큼 체중은 빠져있구나.

오늘의 항암제는 4시간짜리라고 한다. 제목을 들었는데 이놈의 어설픈 기억력이 말썽이다. 듣는 순간 반대편 귀로 빠져나간 것일까? 요즘 들어 기억력이 많이 감퇴한 것을 느낀다. 비단 기억력뿐이겠는가? 감퇴하고 쇠퇴한 것들이….

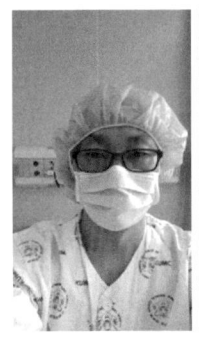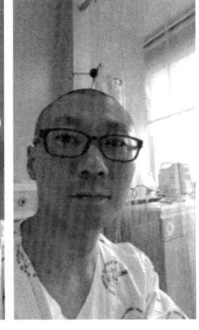

항균캡(두건)은 무척이나 답답하다. 고무줄의 조임 때문이기도 하지만, 마스크와 어우러지는 콜라보가 더욱 사람을 불편하게 만든다.

평소 원두커피를 그리 좋아하지 않았던 나였지만 항암 치료가 끝이 난 후, 이식을 앞둔 시점부터 집사람과 아침마다 마셨던 따뜻한 아메리카노의 향기가 지금, 이 순간 미치도록 그리워진다. 실은 커피의 향과 맛보단 그때의 시간, 기억이 그리운 것일 것이다. 그러나 어쩔 수 없지 않은가? 현실은 커튼 속, 침대에 쪼그리고 앉아 키보드나 두드리고 있는 황비홍인데 말이지. 조금 슬퍼지려 한다. 그랬다고 기죽으면 안 돼! 힘내자고 미스터 김!

오늘은 이틀에 한 번 하는 샤워 타임. 샤워 후 가슴의 카테터 드레싱을 간호사께 맡긴다. 드레싱 중인 간호사님께 향후 항암 일정을 물었다. 먼저 이틀 동안 에○○○○드, 그다음 이틀은 엔○산 그리고 하루 휴식, 곧이어 9/7 이식 진행의 스케줄을 알려 주셨다.

아침부터 속이 약간 이상하려고 꾸물거린다. 소화가 안 된다는 표현이 적절할 것 같은데, 신물이 넘어오지는 않으나 답답한 기분이 든다. 시원한 사이다가 한잔 생각날 정도로 말이지.

오늘 점심은 양을 조금 줄여볼까 싶다.

| | | |
|---|---|---|
| 혈소판 정상 수치 | 150,000~400,000(15만~40만) | 200,000 |
| 백혈구 정상 수치 | 3,500(4,000)~9,000(1만) | 5,100 |
| 호중구 정상 수치 | 2,000~4,500 | 4,029 |
| 빈혈 정상 수치 | 남자 13 이상, 여자 12 이상 | 12.5 |

식사 후 바로 두 번째 항암제가 들어온다. 병 밖에 붙어있는 스티커에는 '라○테트'라고 기록되어있다. 그리고 보니 이 녀석! 기본 항암 치료 때 맨 마지막에 맞았던, 기포가 생겨 많이 움직이지 말라고 했던 그 녀석이다. 간호사 말씀으론 'LASTET (ETOPOSIDE)'이므로 '에○○○○드'라고도 한단다. 아무튼, 첫 항암 때 기록해놓은 내용을 보니 동일한 약물이다. 반가운 건 나쁜일까?

나의 투병 일기

항암제가 들어가고,

속이 약간 메슥거리는 것 같다. 입에다 곰쓸개라도 물어야 하나?

**항암 종료_88_자가 조혈모세포 이식**
**입원 7일 차_무균실 4일_216일 차. 2016.9.3.토**

새벽녘에 눈이 떠졌다. 뭐라고 표현해야 할까? 배 속 상태가 너무 안 좋다. 새벽 5시. 눈을 뜬 다음부터 알 수 없는 악몽에 시달리며 잠을 설쳤던 것 같다. 아니나 다를까, 아침 식사로 나온 감잣국에 든 감자만 몇 알 뜨고 식판을 밀어냈다. 밥이라도 한 술 넣으면 속이 좀 나아질까 싶어 입에 넣는 순간, 쌀에서 나는 냄새가 나를 역겹게 만들었다. 더 밀어 넣었다가는 못 볼 꼴을 볼 것 같아 국물로만 허기진 속을 달랬다. 대신 처방된 약을 먹어야 하는 의무감에 간식으로 나온 두유에 빨대를 꽂았다.

오전 10시 30분. 울렁거림은 현재진행형이다. 기본 항암 때 크게 느끼지 못했던 몸의 반응에 더욱더 움츠러든다. 굳이 신경 쓰지 않으려고 계속해서 세뇌를 하고 있음에도 불구하고 이 울렁거림은 쉽게 떠날 생각을 안 한다. 뱃멀미도 안 하는 나인데….

점심은 죽으로 변경하여 식사했다. 썩 만족할 만하지는 않았지만, 밥보다는 제법 괜찮았다.

독한 약을 이겨내기 위해선 체력이 제일 중요하단 생각에 한 방

울도 안 남기고 싹 비워냈다. 식사가 끝이 나고 울렁거림을 줄여주는 주사제를 투약 후 바로 항암을 시작했다. 시각적으로도 크게 느껴지는 500mL 병을 두 개나 맞는다는 것은 방광에 엄청난 압박을 가했다. 게다가 체중이 불어나는 것을 방지하기 위한 이뇨제도 들어간다.

  항암 중 깜박 잠이 든 걸까? 화장실도 한 번밖에 다녀오지 않았음에, 오늘의 항암이 종료되었다. 오늘로 에ㅇㅇㅇㅇ드는 모든 일정을 마치고 돌아간다. 내일부터는 엔ㅇ산이라는 무시무시한 녀석을 만나게 된다. 이 녀석으로 인해 출혈성 방광염이 생길 수도 있다는 간호사님의 설명에 잔뜩 움츠러들었지만, 그 부작용을 막아주기 위하여 오늘 자정부터 엄청난 수액을 주사한다고 한다. 실로 대단한 녀석이 납시었다.

| | | |
|---|---|---|
| 혈소판 정상 수치 | 150,000~400,000(15만~40만) | 145,000 |
| 백혈구 정상 수치 | 3,500(4,000)~9,000(1만) | 5,300 |
| 호중구 정상 수치 | 2,000~4,500 | 4,982 |
| 빈혈 정상 수치 | 남자 13 이상, 여자 12 이상 | 8.5 |

### 항암 종료_89_자가이식
**입원 8일_무균실 5일_217일 차. 2016.9.4.일**

지난주 예배를 마치고 입원을 했으니, 오늘로 정확히 일주일이 되었다. (날짜를 셈하지 않기로 했는데, 당신을 배신자로 임명합니다!) 시간은 엄청 더디기만 한 것 같다. 굳이 비교해본다면, 병원 밖 시간은 놀이동산에서의 하루처럼 엄청 빨리 지나가고, 병원 안 시간은 네버엔딩 스토리와도 같은 학교 시절 윤리나 철학 수업 시간이라면 적절한 비유가 될까?

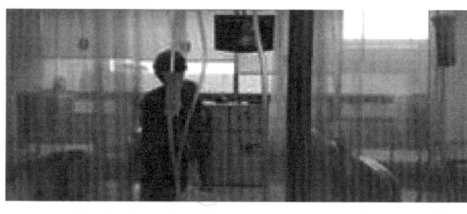

침대는 2인 1조로 청소하신다. 시트와 베갯잇을 교체하고 투명 커튼을 닦아낸다.

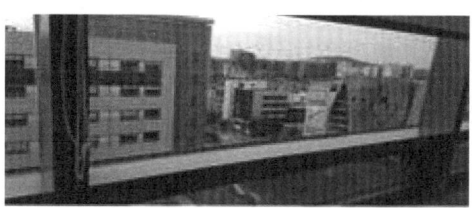

무균실 밖 풍경을 볼 수 있는 창문

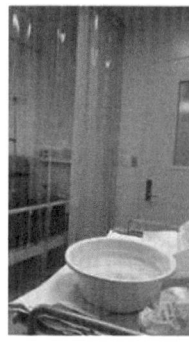

여사님들께서 청소할 때 사용 하는 카트와 락스 용액, 이렇게 무균실의 아침은 시작된다.

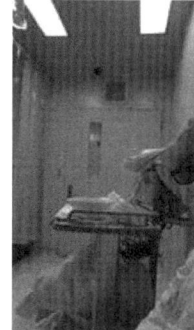

반대편 철문을 열고 나가면 세상이다. 저 문이 저리도 멀고 두꺼운지를 깨닫는 게 슬프다.

아침 내 림프종 카페를 어슬렁거렸다. 의무적으로 카페에 출근 도장을 찍는 것은 아니지만, 무균실에선 딱히 할 만한 일들도 없다. TV를 시청하는 것도 옆 환우들에게 피해가 될 것만 같아 시청을 자중하게 된다. (실은, 계속해서 EBS교육방송을 시청하시는 옆 형님 때문이라곤 말 못하겠다.) 림사랑 카페를 기웃거리다가 '조혈모세포이식'방을 들어갔다. 자가이식 이후 힘든 과정에 대한 글들과 재발한 사례들을 접하게 된다. 이제 시작인데, 너무 비관적인 글들은 정신 건강에 해로울 것 같아 모니터를 닫고 말았다.

앞쪽의 사진을 참고로 무균실의 일상을 간단히 설명해보고자 한다. 매일 아침, 아침 식사가 제공되고 식사 후, 환자복이 제공된다. 4인 1실이므로 2인 기준으로 격일로 샤워 스케줄이 정해져 있다. 샤워와 동시에 침대와 비닐 커튼, 바닥, 유리창을 비롯한 무균실 전체 청소가 진행된다. 여사님들께서 청소하시는 동안 침대 밖 의자에 앉아있자면, 마치 할 일 없이 빈둥대는 게으름보가 된 것 같은 기분이 들기도 한다. 룰루랄라~~
그렇게 본인의 침대 정리가 끝이 나면 침대로 이동하고 다음 타자가 의자로 피난을 가야 한다. 6·25 때 난리는 난리도 아니다. 하하하. 그래도 그 덕분에 무릎도 굽혔다가 폈다가! 운동도 해본다.

오늘, 내일 이틀간 투약되는 항암제는 기본 항암 때 만나본 녀석이다. 그의 이름은 엔O산. 다만, 간호사의 표현을 빌리자면 "그때 들어갔던 용량과 농도와는 게임도 안 된다."라는 언사(言辭)로 보아 그만큼 더 '세다'는 것을 짐작할 수 있게 한다. 이번 항암제가 독한 놈이라는 것은 전날 밤부터 연결되어있던 수액 주사들로 인해 어느 정돈 짐작하고 있었다. 항암제를 제외한 이웃 식구들(수액 주사)이 더 많음은 흡사 주객이 전도된 것도 같지만, 그만큼 독한 약이라는 방증이기도 해서 살짝 긴장되는 것도 사실이다. 그렇게 하지 않으면 출혈성 방광염 같은 무시무시한 부작용이 올 수도 있다고 하니 겁이 덜컥 날만도 하지 않겠는가? 그런데 지금의 난, 앞서 기록한 부작용은 고사하고 너무 잦은 화장실 行으로 항암제를 만나기도 전에 지칠 모양새다. 하지만 어찌하겠는가? 이것이 과정이라면 따라야 하는 것이 환자의 숙명인 것을!

### 항암 종료_90_자가이식
### 입원 9_무균실 6일_218일 차. 2016.9.5.월

| 혈소판 정상 수치 | 150,000~400,000(15만~40만) | 152,000 |
| 백혈구 정상 수치 | 3,500(4,000)~9,000(1만) | 3,500 |
| 호중구 정상 수치 | 2,000~4,500 | 2,730 |
| 빈혈 정상 수치 | 남자 13 이상, 여자 12 이상 | 11.9 |

지금까진 항암제로 인해 눈에 띄는 부작용은 없다고 할 수 있다. 속이 조금 매스꺼워 죽으로 식사를 변경한 것을 빼곤 나름 잘 견디고 있다. 어려움 속에서도 이만큼의 여유와 견딜 수 있는 힘을 주신 하나님께 감사드린다!

마지막 항암제가 투약되고 있을 때, 무균실 철문이 열리고 집사람이 들어왔다. 만날 보는데도 이리 좋을까 싶지만, 이곳 무균실에 들어와선 서로가 더 애틋한 것 같다. 혹시 부부 사이가 데면데면한 부부들이 계신다면 무균실行을 적극 추천드린다. (농담치곤 너무 무시무시한가?)

지금 투약되고 있는 이 녀석들로 인하여 나의 방광은 엄청난 자극을 받을 게 자명하다. 그래도 오늘을 버티면 자가이식 전처치의 항암제가 모두 완료된다. 곧 항암 미션 완료!

모든 것은 스텝 바이 스텝 아니던가! 이렇듯, 오늘 자정까지 수액을 완료하면 내일은 하루의 휴식이 주어진다. (휴식 때, 어디? 관악산이나 다녀올까 싶다. 하하하.) 그리고 수요일, 대망의 이식 과정이 이어진다.

담당 교수님의 표현으론 "뭐, 수혈하듯 그냥 쭉쭉 밀어 넣는 겁니다."라고 하셨다. 표현이 아주 순박하다. 담당 교수님은 나를 포함한 환자를 대하실 때, 항상 유머러스하게 다가가신다. 그래서일까? 나도 그렇게 응대하게 된다. "소문만복래(笑門萬福來)"라고 하였다. 웃으면 복이 온다지 않던가! 의료진을 믿고, 신뢰하고, 긍정적인 사고로 웃음을 잃지 않으면 치료의 효과가 배가 될 것으로 생각해본다.

어느새 항암제가 모두 끝이 났다. 이젠 수액 주사들만 덩그러니 달려있다. 이 수액들도 오늘 자정까지만 날 지키고 퇴역을 한다. 그리고 내일은 특별한 하루의 휴식이 주어진다. 사실 특별하다고 할 것까진 없지만, 다가올 이식을 준비하는 하루로 가치가 있을 것이다. 잠자리에 들어 문득 그런 생각을 해 본다.

"나 잘하고 있는 거지? 그래, 이 정도면 잘하고 있는 거야. 그치! 맞지?"

### 항암 종료_91_자가이식
### 입원 10_무균실 7일_219일 차. 2016.9.6.화

어젯밤은 힘들었다. 아니, 그 표현은 충분치 않다. 괴로웠다. 잠을 잘 수도, 어쩔 수도 없는 상황이었다. 분명히 의료진은 12시 정도면 수액과 모든 주사제가 마무리될 것이라고 했었다. 그렇지만, 또 속았다.

새벽까지 이어진 수액과 이뇨제로 인한 잦은 화장실 行 그리고 알 수 없는 복통으로 새벽 내내 배를 움켜쥐고 침대에 누워있었다. 정확한 시간은 모르겠지만, 새벽 3~4시경 수액은 모두 철수되었다. 하지만 이어지는 방광의 압박은 사실인지, 느낌인지를 구분 못할 만큼 계속해서 화장실을 들락거리게 만들었다. 그렇게 몽글몽글 아침이 밝아올 때 즈음, 정신이 바짝 들었다. 침대에 엎드려 나지막이 읊조려보았다.

"정신 차리자! 아직이야. 굴하지 말자! 그래, 너라면 할 수 있어!"

그리고 생각했다.

'지금 내가 겪고 있는 고통이 정말 못 견딜 만큼의 고통일까? 내가 경험하는 현실, 곧 이 자리가 나에겐 전쟁터라고 할 수 있겠지만, 잘 생각해보면 나뿐 아닌 이 세상에 있는 모든 이들이 전쟁터에서 살고 있어. 생존을 위한 전쟁, 성공을 위한 전쟁, 경쟁을 위

한 전쟁. 그러니까 엄살 그만 부리라고 이 양반아!'

그렇게 생각하니, 견딜만해 진다. 아니, 견딜만해 졌다.
오늘의 휴식이 내일 이식을 위한 준비 과정이다. 어떤 이는 이식 날을 새로운 생일이라고도 한다. 잘 생각해 보니 그 말에 일리가 있다. 과히 과장도 아니라고 생각된다. 채집한 조혈모(造血母)세포들을 다시 내 몸에 넣어주는 과정인 만큼, 엄마 세포들이 항암제로 바닥난 내 몸을 다시금 건강하게 세워 줄 것이다. 과학적인 의미 외에도, 난 또 다른 의미를 부여해봤다. 하나님께서 새 생명을 다시 주신 것이다. 처음 지으셨고, 이번엔 그 안에 새로움을 주셨다. 그래서 난 하나님의 사람이다. 새롭게 주신 두 번째 생명은 하나님을 중심에 두고 살기를 다짐해본다. 지금 이 마음이 변치 않기를 하나님께 바라고 기도하리라!

오후가 되면서 입술 안쪽이 이상하다. 왔구나, 구내염!
어차피 알고 있는 증상과 통증일 뿐이다. 사뭇 진지하게 다가가려다 유머러스하게 대처해본다.

"마! 와 보이소. 구내염!"

| | | |
|---|---|---|
| 혈소판 정상 수치 | 150,000~400,000(15만~40만) | 155,000 |
| 백혈구 정상 수치 | 3,500(4,000)~9,000(1만) | 5,400 |
| 호중구 정상 수치 | 2,000~4,500 | 4,887 |
| 빈혈 정상 수치 | 남자 13 이상, 여자 12 이상 | 12.3 |

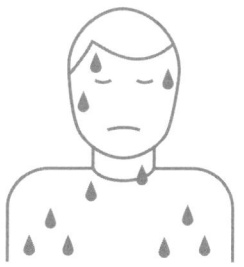

## 조혈모세포 이식 D-DAY + 7일

**항암 종료_92_자가이식 입원 11(자가이식 D-DAY)_
무균실 8일_220일 차. 2016.9.7.수**

구내염의 충격이 너무 강했던 걸까? 밤새 잠을 이루지 못했다. 아니, 정확히 말하자면 선잠이 든 것 같은데 꿈속에서 악몽을 꾼 건지 무균실의 정적을 깨우는 샤우팅을 지르고 말았다. 괜찮다는 위안과 안심으로 잠자리에 들긴 했지만, 기존 항암과의 큰 차이를 간과했던 걸까? 입속의 상태가 너무 좋지 않았던지 "답답해!"라고 소리를 지르며 잠에서 깨고 말았다. 등을 세우고 침대에 앉아 둘러보니 양옆의 형님들 모두 비닐 커튼 사이로 휴대폰 불빛이 보인다. 벽에 걸린 시계를 보니 12시 10분. 그들에게 미안한 마음이 들었다. (비명과도 같은 소리를 지르고 말았다.)

입속의 상태가 괜찮다곤 할 수 없었지만 겪어야 할 과정이고 단계이니 당연히 견디어야 한다고 생각했었다. 그러나 무의식 속의 난 그렇지 못한 것 같다. 머릿속과 맘속으론 몇 번이고 이겨낼 수 있다고 다짐했음에도 불구하고 꿈속에 있던 나는 그것을 용납하기 어려웠나 보다.

그 이후 아침까지 잠은 쉽게 오지 않았다. 잠자리가 불편해서일까? 아니면 마음이 불안해서일까? 아니면 무엇 때문일까? 이미 치료의 방향과 과정을 알고 있음에도 밀려오는 이 불안함은 어떻게 설명해야 하는가 말이다. 그렇게 또 하루가 시작된다.

얼굴과 두피는 알 수 없는 부스럼으로 간지럼증과 통증이 겹쳐있다. (스테로이드 부작용에 따른 피부 트러블이라고 한다.) 간지러움보다는 통증이 더 크다고 할 수 있겠지만 견디지 못할 만큼의 무게는 아니다. 그리고 어제부턴 간헐적으로 배가 많이 아프다. 배 속에 탈이 나서 화장실이 급한 급 똥(급한 똥)처럼 배가 엄청 많이 아파진다. 그러나 막상 변을 보면 쥐똥만큼이나 나온다. 이 또한 위장이나 대장 점막이 헐어서 그러려니 생각해야겠다. 그리고 보니 각종 부작용이 생겨나고 있다. 아니 어쩌면 표준 항암 당시의 고통을 잊어버리고 있는지도 모르겠다.

아침에 주치의가 다녀갔다. 교수님과의 회의에선 모아놓은 조혈모를 모두 주입하기로 했다고 했다. (채집된 세포의 수가 많다고 했었다.) 그래서 이식 시간이 총 3시간 정도 걸린다고 한다. (담당 교수의 표현으론 '다다익선'이라고 했다. 몸속으로 들어가는 조혈모세포들로 인하여 빠르고, 완전한 회복이 있기를 기대해본다.) 이식 때 숨이 차거나 호흡이 가빠지는 증상이 있을 수도 있다는 안내도 해주었다.

무균실 전문 간호사도 다녀갔다. 이식할 세포 양이 많아서 (2시~3시부터 시작) 약 3시간 정도 소요되므로, 점심 식사 후 화장실도 미리 다녀오라는 안내를 해주신다. 아마도 이식 중에는 세포 채집 때처럼 움직일 수 없으니 미리 준비하라는 말인듯하다.

무균실 도우미 여사님께서 식사를 가져다주시며 한 말씀 하신다.

"축하해요! 오늘이 이식일이면 젊은 오빠 두 번째 생일이네~ 한 턱 쏴야겠다. 호호호."

맞다. 틀린 말이 아니다. 오늘은 축하할 일이 맞지않은가?
그런데 내 기분은 왜 이럴까?

| 혈소판 정상 수치 | 150,000~400,000(15만~40만) | 143,000 |
| --- | --- | --- |
| 백혈구 정상 수치 | 3,500(4,000)~9,000(1만) | 5,200 |
| 호중구 정상 수치 | 2,000~4,500 | 4,888 |
| 빈혈 정상 수치 | 남자 13 이상, 여자 12 이상 | 12.7 |

이제 시작이다!

## 항암 종료_93_자가이식 입원 12(자가이식 D+1)_무균실 9일_221일 차. 2016.9.8.목

아침 8시, 조금 살만하다.

사람마다, 환자마다, 경우마다, 환경마다 다 다르겠지만 내겐 이식의 과정이 특별했다. 큰 문제 없이 이식 과정을 지나가는 환우들을 보며 많은 걱정을 하지 않았었는데, 내겐 그 또한 사치였던 것 같다. 처음부터 이식할 양이 많으므로 시간이 오래 걸린다는 설명은 들었다. 그래도 파래 냄새(이식할 때 많은 환우가 코에서 파래 냄새가 난다는 표현을 한다.)만 견디면 된다고 생각했었는데, 이식이 시작된 후, 얼마 지나지 않아 지금껏 세상을 살면서 단 한 번도 겪어보지 못했던 육신의 바운스를 경험했다.

군대 시절 경험한 유격장 막 타워[8] 위에서도 다리를 떨지 않았던 나였다. 그렇기에 어제 느꼈던 몸의 떨림은 과히 충격적이었다. 더 자세히 표현해보자! 몸에 스프링이 달린 것 같다고 해야 할까? 상하좌우로 몸이 튕겨댄다. 이식을 담당하는 간호사가 양을 줄이기 시작한다. 이번엔 몸의 떨림이 줄어들고, 오한이 들기 시작한다. 그리고 이어지는 복통, 배가 찢어질 것 같은 극한의 고통이 밀려온다. 얼마큼 지난 걸까? 내 기억으론 한참의 시간 같은데, 간호사는 5분이란 말을 했다. 그렇게 고통이 서서히 줄어든다.

위와 같은 과정을 3번 정도 반복한 후, 오후 2시부터 시작되었던

---

[8] 막 타워 (Mock Tower; 모형탑의 한국 발음): 지상 공수 교육 시 훈련용으로 쓰는, 인간이 가장 큰 공포를 느낀다는 11m의 모형탑 (나무위키사전 참조_http://namu.wiki/w/막타워)

이식 과정은 6시가 넘어서야 끝이 났다. 이식 전, 만만하게 생각했던 나를 반성해본다. 이식 과정의 끝에서 돌이켜보니, 고통의 정점이라고 생각했던 구내염은 그저 아이들 애교 수준이란 생각이 들었다. 간사하기로 둘째가라면 서러운 인사(人士) 되시겠다!

어느 정도 살만해진 다음, 침대에 누워 생각해보았다.

조금은 의연하게 대처할 것을, 간호사에게 짜증은 안 냈는지, 주치의에게 신경질은 안 냈는지 걱정이 된다. 정말 간단히 기록하고 있지만…. 정말, 정말 힘들었다. 여섯 번의 표준 항암을 건너오면서 단 한 번도 경험하지 못했던 일을 겪고 보니, 역시 고용량 항암과 이식이란 과정이 만만치 않음을 다시 한 번 느끼게 된다. 더불어 힘든 과정에서도 나를 붙들고 버티게 하신 하나님께 감사드린다.

여사님들께서 눈치를 주시는 것을 보니 개인 침구류 및 소독의 시간이 가까워짐을 알 수 있다. 오늘 하루도 의미 있는 하루이기를 소망해본다.

## 항암 종료_94_자가이식 입원 13(자가이식 D+2)_무균실 10일_222일 차. 2016.9.9.금

무엇 때문인지 모른다고 되뇌고 있지만, 나는 알고 있다. 내 마음 속 깊은 곳에서의 불안과 걱정들이 나를 잠 못 들게 했다는 것을.

말도 안 되는 상상으로 허황한 비극을 만들어버리고, 결국은 그럴 리 없다는 것을 다시 한 번 깨닫는 순간, 이내 맥이 빠져버린다.

어젯밤 내 평생 처음으로 수면제를 먹고 잠을 청했다. 그 약을 먹으면 시들시들 금방 잠이 들것이란 기대와는 다르게 평소와 비슷하게 한참을 뒤척이다가 잠이 든 것 같다. 새벽녘에 잠깐 눈을 떴다. 몸은 계속 자고 있는데 정신은 깨어있는 기분? 뭐라고 해야 할까? 계속해서 밑으로 가라앉는 것과 같은 느낌? 어쩔 수 없이 아침까지 계속 누워있었다. 그리고 다짐했다. 앞으론 어지간하면 수면제와는 만나지 않으리라!

인간은 경험을 통해 지식을 얻는 경우가 많다. 인류가 그러했었고 우리 내 조상들이 그러했다. 장황하게 설명했지만 나 또한 수면제의 좋지 않은 부분을 경험해보니 앞으론 스스로 잠을 청해보겠다는 경험의 정의를 내려본다. 이런 경험을 어디서 해보겠으며, 귀동냥하겠는가? 직접 해봐야 그 어려움과 난해함을 이해할 수 있다는 말이다. 누군가 "그런 건, 책이나 인터넷을 통해서도 얼마든지 알 수 있다구!"라고 떠든다면, 나는 과감히 그대의 귓방망이를 한 대 올려 주리라!

나의 근심 어린 얼굴이 옆 침대 형님의 마음에 걸렸나 보다. 치료 잘 돼서 금방 집에 갈 사람이 왜 잠을 못 자느냐고 물으신다. 나름대로 위로가 되는 말이었지만, 차마 대답을 하지 못했다. 맞다! 그들(두 분 모두 백혈병 환우이다.)에 비하면 난, 어쩌면 행복한 비명을 지르고 있는 것일지도 모른다. 옆 침대 형님은 벌써 3번째 무균실 行이다. 이번 치료의 경과가 좋으면 다음번 입원 때 동종이식을 기대할 수 있다고 한다. 조혈모세포 기증자도 이미 10명이나 확보되었다며 너털웃음을 지으신다. 건너편 침대의 형님은 이번이 첫 번째 무균실 行. 그렇지만 옆 형님처럼 앞으로 공고치료를 위해 몇 번의 무균실 行이 예정된 상황이라고 한다.

두 양반에 비하면 나는 정말 행복한 사람 아닐까? 그러니 기운 내자! 잠을 못 잔다거나 고민을 한다거나 하는 배부른 푸념은 접어두자. 적어도 이 무균실 안에서 나는 부르주아니까!

구내염이 심한 편이지만 내가 알고 있는 고통의 범위이다. 표준항암 때 겪어본 내력이 있어서 그런지 가글액으로 그 고통을 음미한다(사실 거짓말이다. 죽을 맛이다. T.T). 기존 가글액이 너무 자극적인지 입안이 따가워 간호사님께 자극이 덜한 식염수 처방을 부탁드렸다. 사실 자극적이기도 하지만 가글액 특유의 냄새가 날 더 힘들게 했다. 구내염이 괜찮아질 때까지 열심히 입속 관리를 하는 어린이가 되어야겠다.

오늘의 혈액 수치가 나왔다. 슬슬 떨어지기 시작한다.

| 혈소판 정상 수치 | 150,000~400,000(15만~40만) | 75,000 |
|---|---|---|
| 백혈구 정상 수치 | 3,500(4,000)~9,000(1만) | 3,300 |
| 호중구 정상 수치 | 2,000~4,500 | 2,878 |
| 빈혈 정상 수치 | 남자 13 이상, 여자 12 이상 | 11.6 |

## 항암 종료_95_자가이식 입원 14(자가이식 D+3)_
## 무균실 11일_223일 차. 2016.9.10.토

좀 부끄러운 얘기를 해보려고 한다.

어젯밤엔 잠들기 전, 휴대폰으로 각종 뉴스를 살펴보고 있었다. 그런데 갑자기 방귀님이 마려운 것 아니겠는가? 참기도 그렇다. 화장실로 가는 것도 귀찮다. 게다가 병실 동료들끼리는 이미 방귀를 튼 사이다. 그래서 자연스럽게 '뿌웅' 하고 뀐 순간, 항문이 미끄러움을 느낀다. 순간 입 밖으로 방언이 터진다. "오, 마이 갓!"

순간 머릿속이 복잡해졌다. '설사일까? 젠장!' 어기적어기적 걸어 화장실로 들어갔다. 바지를 내리고 확인해본다. 변(便)이라고 하기보단 소변 같은 물이 흘러나온 것 같았다. 호출 버튼으로 여사님께 환자복을 신청하고 깨끗이 씻은 후 옷을 갈아입었다. 창피하지만 어쩔 수 있겠는가? 간호사님께 말을 했더니 대변 채집통을 주며 지사제(止瀉劑)를 처방받으려면 변 검사를 해야 한다고 한다. 그리고 내게 위로의 말이라고 하셨는데 큰 위로가 되지는 못했다.

"혼자 처리 못 하시고, 누운 상태로 변(설사)을 보시는 분들도 계셔요. 너무 걱정하지 마세요."

참, 별짓을 다 한다는 생각이 들었다가 이만하기도 다행이란 생각을 해본다. 혼자서 처리할 수 있음이 얼마나 감사한가! 한번 설사가 나니, 쉽게 잠을 이루기 힘들었다. 혹여 수면 중에 설사가 나오면 답이 없단 생각에 잠들기가 더 어려웠다. 게다가 더 큰 문제는 준비해놓은 여분의 속옷이 마지막이었다는 것이었다. 분명히 집사람이 2벌을 소독해서 접수했다고 들었는데 아직 내 손엔 속옷이 전달되지 않았다. 아무튼, 어찌어찌 시간이 지나가고 아침을 맞는다. 어렵다!

| | | |
|---|---|---|
| 혈소판 정상 수치 | 150,000~400,000(15만~40만) | 58,000 |
| 백혈구 정상 수치 | 3,500(4,000)~9,000(1만) | 600 |
| 호중구 정상 수치 | 2,000~4,500 | 378 |
| 빈혈 정상 수치 | 남자 13 이상, 여자 12 이상 | 11.5 |

빈혈 수치 빼곤 모두 곤두박질이다. 그래! 떨어져야 올라간다.

오늘은 집사람 대신 어머니께서 무균실에 들어오셨다. 마스크와 항균 모자 사이로 충혈된 눈이 보이지만 애써 외면한다. 최대한 괜찮은 척, 아무렇지 않은 척 구내염으로 지랄인 주둥이를 이리저리 까뒤집어 보이며 어머니 앞에서 재롱 잔치를 했다. 30분이 조금 넘는 시간 동안 몇 번이고 울컥거림을 참아보며, 유쾌하고 즐겁게 어머니와의 면회를 맞췄다. 앞으로 집사람이 오지 못하는 날은 면회하지 않는 편이 더 좋겠다는 생각을 해봤다. (눈물이 나서 미쳐버리는 줄 알았다.)

오후엔 호중구를 높여주는 주사를 맞았다. 매일 아침 식사 후, 항생제를 한 팩씩 맞는 것 외에는 주사가 없었는데, 오늘은 이 주사가 추가되었다. 이 또한 나를 살리기 위한 처방이니 극복!

이 방에서의 시간이 슬슬 지겨워지기 시작한다. 좀 살만해져 여유를 부리는 건지 싶다가도 이내 다시 맘을 다잡아본다. 참아야 한다! 어쩔 수 없다. 다만 개인적인 바람이 있다면 혈액 수치가 어느 정도 올라준다면, 무균식(食)에서만은 빨리 해방되기를 소망한다.

'정말이지, 우웩! 이런 맛이 세상 어디에 있을까?'

## 항암 종료_96_자가이식 입원 15(자가이식 D+4)_
## 무균실 12일_224일 차. 2016.9.11.일

어젯밤을 마지막으로 설사가 끝나기를 바라본다. 일단 마지막으로 제출한 채변 통에는 설사가 아니었다는 것에 살짝 기대해본다. 복통이 간헐적으로 이어진다. 어젯밤도 배가 계속 아파서 밤새 여사님들께 핫팩을 부탁드렸다. 뜨거운 핫팩을 배 위에 얹고 있으면 복통이 조금은 잠잠해짐을 느낀다. 핫팩의 도움이었을까? 그래도 수월하게 잠을 잔 것 같다.

각 베드 앞에서 사진과 같이 혈액수치를 기록하는 기록지가 달려있다. 혈액수치 결과가 나오면 간호사께서 직접 기록을 해주신다.

오늘은 혈액 수치를 사진으로 기록해본다.

| 혈소판 정상 수치 | 150,000~400,000(15만~40만) | 48,000 |
|---|---|---|
| 백혈구 정상 수치 | 3,500(4,000)~9,000(1만) | 100 |
| 호중구 정상 수치 | 2,000~4,500 | 0 |
| 빈혈 정상 수치 | 남자 13 이상, 여자 12 이상 | 11.1 |

담당 교수께서 다녀갔다.

교수: 식사는 어떠세요. 드실만하세요?

나: 겨우 먹고 있습니다. 음식에서 이상한 냄새가 나서 속이 많이 메슥거립니다. 그리고 구내염이 좀 심하게 온 것 같아 음식물 섭취가 많이 불편합니다.

교수: (입속 상태를 확인하곤) 안 좋네요. 식사하시기 어렵겠지만, 그래도 잘 드셔야 이겨냅니다. 드시다, 드시다 너무 힘드시면 그땐 말씀해주세요. 아셨죠!

그렇지. 나도 안다. 좋지 않다는 것 정도는 나도 알고 있다.
정말 밥맛이다! (절대 교수님께 말한 것은 아님. 무균식을 가리켜 한 말임. 맹세함!)

## 항암 종료_97_자가이식 입원 16(자가이식 D+5)_ 무균실 13일_225일 차. 2016.9.12.월

오늘은 우리 편 베드(bed)팀 (중간 통로를 사이에 두고 샤워를 격일로 번갈아 한다.)의 샤워하는 날이다. 드디어 털(毛)들이 내 곁을 떠나기로 결의했나 보다. 제일 먼저 음모(陰毛)가 빠지기 시작한다. 집사람에게 속옷 세탁을 보내야 해서 팬티에 묻은 터럭들을 일일이 다 골라냈다. 집사람에게 못 보일 게 뭐가 있겠는가만, 아무것도 아닌 것으로 인해 속앓이할 것이 걱정되어 손 수고를 했다. 그러면서 생각했다. '아무래도 난, 가내수공업이 적성에 맞는 것 같다.'

샤워할 때 음모가 빠지는 것(빠지는 수준을 넘어 그냥 손만 대면 툭툭 떨어진다.)을 본다. 뭐라고 해야 할까? 씁쓸하단 표현이 적절할까? 이미 알고 있던 일이고, 그 전에 경험했던 일이며, 이번에도 피해갈 수 없다는 것을 알고 있다. 그럼에도 불구하고 눈앞에 펼쳐지는 광경엔 센티해지고 만다. 사람 맘이 그리 간단하지는 않은가보다. 음모가 빠지기 시작했으니 이젠 다리, 팔, 모든 몸을 거쳐 머리도 빠질 것이다. 오늘 밤 꿈나라에선 소림사에 재 입적을 하고 와야 할 것 같다.

구내염. 이 녀석은 어찌나 나를 좋아하는지 절대 떠나갈 생각이 없는가보다. 주치의 선생께 요청하여 마취용 스프레이까지 처방받아 사용 중임에도 나아질 기미가 좀처럼 보이지 않는다. 백혈구 수치가 올라가면 자연스레 낫는 증상이라는 설명과 더불어 잘 버텨 보라는 응원을 해주고 가시는 친절한 교수님 되시겠다. 아이고~

예 예! 참 감사합니다! 교수님!

털이 빠지기 시작한 것 외에 몸에 생긴 여러 상황을 기록해본다. 계속되는 복통과 미열 증세 그리고 설사. 호중구 수치가 낮기 때문이라고 짐작을 해본다. 열은 높지 않다고 하는데, 스스로 미열 증세를 느낀다. 이마를 만져도 뜨겁고 몸에 기운이 없다. 그냥 눕고만 싶다. 아마도 이러한 변화가 호중구가 'zero'를 찍었을 때의 증상이라고 하니, 맥이 빠질 일만도 아니다. 제로를 찍었으니까, 이젠 올라갈 일만 남은 것 아니겠어?

열이 나거나 배가 아파도, 설사가 나거나 온몸에 털이 빠진다 해도, 난 이겨낼 수 있다!

### 항암 종료_99_자가이식 입원 18(자가이식 D+7)_무균실 15일_225일 차. 2016.9.14.수

월요일 오전의 기록을 마지막으로 3일 동안 정말 힘든 시간을 겪었다. 기록으로 그 고통을 다 표현하기엔 부족함을 느낀다. 열이 계속 오르락내리락해서 해열제를 달고 있었고, 몸은 누군가에게 망치로 얻어맞은 것처럼 욱신거리며, 병든 닭처럼 침대와 물아일체 되어 딱하고 달라붙어 있었다. 그 와중에 설사는 눈치 없이 나를 또 찾아와 힘든 몸을 이끌고 화장실에 다녀와야 했고, 화장실을 다여 온 후엔 항문의 찢어질 듯한 고통에 몸부림쳐야 했다.

'지금? 지금은? 그렇지! 지금이 어떤지 제일 중요한 것이지!'

썩 좋아진 것은 없다. 일단 열이 오르지 않아 이처럼 호사스럽게 키보드를 두드리고 있고, 아침엔 주치의에게 이야기해서 좌욕도 한 번 했다. 상태를 봐서 저녁에 좌욕을 한 번 더 해볼 요량이다. 일반 수돗물이 아닌 포비돈(일명 '빨간약')을 희석한 온수에 똥꼬를 가만히 담그고, 약 10~15분 정도 앉아있으면 되는데, 생각만 해도 소독이 잘 될 것 같은 기분이 든다. (정말 따가웠다.)
설사는 지사제(止瀉劑)를 처방받았으니 좀 더 기다려봐야 할 것 같다. 다만 고열에서 해방되었다는 사실만으로 이렇게 살만한 것을 느낀다. 더불어 인간이 얼마나 연약한 동물인지도 다시금 생각하게 된다.

뒤돌아보면 3일 동안 별일이 다 있었다.
설사로 힘들다고 간호사께 하소연했더니, 주치의와 그녀의 일당들이 모두 몰려와 나의 바지와 팬티를 내리게 한 후, 똥꼬 검사로 내 자존심에 스크래치를 안겨주었고 혈소판 ㄹ수치의 하락으로 인해 노란 피를 수혈받던 중 온몸에 알레르기 반응이 밀려와 간지럼증으로 고생했으며 간지럼증을 극복하려는 순간 갑자기 고열이 찾아와 온몸에 미친듯한 바운스를 선물하고 갔다. 마치 이식할 때처럼 온몸이 튕겨대는 느낌은 정말 힘들고 괴로웠다.

그래도 시간은 흐른다. 난! 지금 앉.아.서.(앉아서란 말을 강조하는 이유는 그만큼 똥꼬가 회복을 했다는 증거이다.) 일기를 기록하고 있으며, 어제의 사건은 추억의 한 페이지 속에 살며시 들어가 앉은뱅이가 된다. 일기 속의 기록이 현실을 부정하는 것의 긁적임이 되면 안 되겠지만 가능한 범위 내에선 어렵고 힘든 치료의 길을 유머러스하게 극복하고자 하는 의지를 담은 기록이었으면 한다.

시간이 지난 후, 이 기록을 볼 때 무안할지도 모르겠다.

하지만 지금, 바로 지금이 내게 있어 가장 의미 있는 하루라는 것은 변하지 않는 사실일 것이므로 나의 기록은 계속된다.

Don't stop me now!

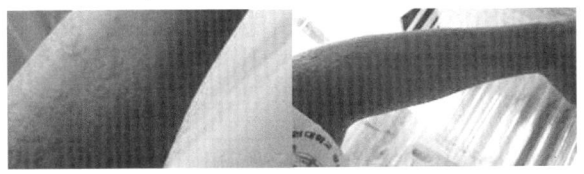

혈소판 수혈(노란피)을 받은 후 온몸에 두드러기가 돋았다. 보기만해도 가려워진다.

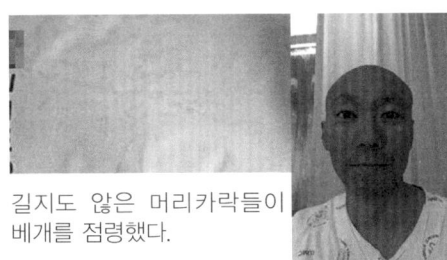

전기면도기로 셀프이발을!

길지도 않은 머리카락들이 베개를 점령했다.

## 이식 후 부작용과 무균실의 무료함

항암 종료_100_자가이식 입원 19(자가이식 D+8)_
무균실 16일_226일 차. 2016.9.15.목

| 혈소판 정상 수치 | 150,000~400,000(15만~40만) | 19,000 |
| 백혈구 정상 수치 | 3,500(4,000)~9,000(1만) | 200 |
| 호중구 정상 수치 | 2,000~4,500 | 2 |
| 빈혈 정상 수치 | 남자 13 이상, 여자 12 이상 | 8.7 |

열증(熱症)만 해결되어도 사람이 이렇게 달라진다. 또한, 호중구 수치가 '0'인 상태를 4日을 겪고 나니, 그동안 물에 풀린 종이처럼 흐느적거렸던 몸뚱이가 수치 '2'의 상승으로 인해 한결 좋아짐을 느낀다.

앞서 말했듯, '제로'의 호중구가 드디어 고개를 살짝 들었다. '2'의 수치를 누군가가 본다면 무시할지도 모를 적은 숫자겠지만, 나에게 있어 숫자 '2'의 수치는 나흘이란 시간 동안 외로운 투쟁의 결과물로 얻은 메달과도 같아 감동적이기까지 하다.

  오전 회진은 부교수께서 다녀가셨다. 회진 때 다음과 같이 격려를 해주고 가셨기에 기록해 본다. "이제 백혈구가 고개를 들기 시작했으니 조금 더 고생하시면 됩니다."

  기본 항암 때, 나의 혈액 수치로만 본다면 향후의 수치 상승이 쉽지만은 않겠단 생각이 든다. 하지만 이제 시작인 만큼 더욱더 힘을 내보리라!

  길기도 한 구내염 녀석과 설사 양반으로 인해 큰 욕을 보고 있는 내 입속과 똥꼬님에게도 해 뜨는 날이 곧 오기를 기대하고 희망해 본다.

### 항암 종료_101_자가이식 입원 20(자가이식 D+9)_무균실 17일_227일 차. 2016.9.16.금

| 혈소판 정상 수치 | 150,000~400,000(15만~40만) | 65,000 |
| --- | --- | --- |
| 백혈구 정상 수치 | 3,500(4,000)~9,000(1만) | 300 |
| 호중구 정상 수치 | 2,000~4,500 | 12 |
| 빈혈 정상 수치 | 남자 13 이상, 여자 12 이상 | 9.0 |

어제 오후, 혈소판 수혈을 받았다. 화요일의 추억 때문인지 더욱 더 긴장되었다. 수혈을 받는 그 짧은 시간 동안 몇 번이고 난, 시편 23편을 읊조렸다.

"여호와는 나의 목자시니 내가 부족함이 없으리로다. 그가 나를 푸른 초장에 누이시며 쉴만한 물가로 인도하시는 도다. 내 영혼을 소생시키시고 자기 이름을 위하여 의의 길로 인도하시는 도다. 내가 사망의 음침한 골짜기로 다닐지라도 해를 두려워하지 않을 것은 주께서 나와 함께 하심이라. 주의 지팡이와 막대기가 나를 안위하시나이다. 주께서 내 원수의 목전에서 내게 상을 베푸시고 기름으로 내 머리에 바르셨으니 내 잔이 넘치나이다. 내 평생에 선하심과 인자하심이 정녕 나를 따르리니 내가 여호와의 집에 영원히 거하리로다."

-시편 23편

다행히 팔뚝에 한두 개의 피부 발진만 생기고 마무리되었다. 노란 피가 공급되어서일까? 오늘의 혈소판 수치는 눈에 띄게 높아졌다. 그리고 백혈구 수치 300! 정말 많이 올라와 주었다. 짧지 않은 시간을 헌혈을 위해 침대에 누워 고생하시고, 값비싼 혈액을 제공해주신 어느 알 수 없는 이에게 감사의 마음을 전해본다.

벌써 며칠째 아침 식사는 거부 신청을 해놓았고 점심, 저녁은 흰죽 반 그릇만으로 때우고 있다. 물론 하얀색 밀가루 포대(하얀색의 액체가 가득 들어있는 포대 크기의 영양제를 그렇게 부른다.)를 달고 있으므로 영양은 문제가 안 된다지만, 그래도 뭔가를 속에 채워 넣는 행위가 빠른 회복을 도와줄 것만 같아 수저를 입속에 쑤셔 넣고 있다.

이제는 떠나줄만도 한 구내염 녀석과 항문이 타는 것 같은 이 작열감은 언제쯤 사라질까? (다행히 설사는 완전히 멈춘듯하다.) 그래도 이 정도만큼의 컨디션을 유지할 수 있어서 감사한 하루다. 집사람의 눈에서 불안감이 사라졌음을 확인할 수 있어 감사한 하루다.

오후가 되니 촉진제의 영향 때문일까? 허리가 욱신욱신, 똥꼬가 화끈화끈, 열도 나는 것 같고 몸이 축 처지는 것만 같다. 또 침대와 하나가 되어야 할까 보다.

### 항암 종료_102_자가이식 입원 21(자가이식 D+10)_
### 무균실 18일_228일 차. 2016.9.17.토

어젯밤은 정말 힘들었다. 그러나 한편으론 기분도 좋았다. 기본 항암 때도 겪어봤지만, 백혈구 촉진제 주사를 맞고 온 날, 허리가 분리될 것 같은 경험을 해본 적이 있다. 뭐 이 또한 타이레놀을 먹으면 바로 괜찮아진다.

그러나 어젯밤은 타이레놀을 쉽게 허하지 아니하였다. 그냥 생짜로 새벽까지 버틴 다음 피검사를 한 후, 간호사께 부탁하여 처방을 받았다. 왠지 모르게 팍! 팍! 올라가고 있는 백혈구들이 타이레놀로 인해 주춤할 것 같은 말도 안 되는 생각이 들었던 것 같다. 뭐, 그 대신 육신의 통증은 오롯이 나의 몫이었다.

허리와 골수 검사를 했던 부분이 아프니 덩달아 똥꼬도 함께 춤을 추었다. 그 덕에 아침 7시 반, 포비돈에 입수를 하는 영광을 누렸으니 똥꼬에게도 이만한 영광의 아침이 있을까 싶다.

오늘의 혈액 수치를 기록해본다. 이대로 쭉쭉 올라가 가자! 인석들아.

| | | |
|---|---|---|
| 혈소판 정상 수치 | 150,000~400,000(15만~40만) | 64,000 |
| 백혈구 정상 수치 | 3,500(4,000)~9,000(1만) | 800 |
| 호중구 정상 수치 | 2,000~4,500 | 200 |
| 빈혈 정상 수치 | 남자 13 이상, 여자 12 이상 | 9.7 |

### 항암 종료_103_자가이식 입원 22(자가이식 D+11)_
### 무균실 19일_229일 차. 2016.9.18.일

계속 전(前)날의 일기가 기록된다. 그렇다면 이건 일기가 아니고 전일기(前日記)라고 해야 하나? 하하하. 그날의 일기가 다음날 기록된다는 것은 그만큼 몸 상태가 별로 좋지 않다는 것을 의미한다. 몸 상태라는 것이 열이 나지 않으면 정상이라고 할지 모르겠지만, 무균실 안에서는 여러 가지 복병들이 존재한다. 구내염, 항문이 허는 증상, 염증, 장염(배가 무지하게 아픔) 등등 여러 가지 고통과 아픔들이 존재하는 곳이기에 하루 정도 지연되는 일기라 할지라도 기록할 수 있음에 감사함으로 또 오늘을 기록해본다.

어젯밤과 이어지는 새벽 사이엔 타이레놀을 두 알이나 삼켰다. 허리가 끊어져 나갈 것 같은 고통에 잠을 이루기가 너무도 힘이 들었다. 그 덕분일까? 아침에 카테터를 소독해주던 간호사께서 백혈구 수치가 많이 올랐다며 오늘은 촉진제를 건너뛰어야 하는 게 아니냐는 너털웃음을 지으신다.

기분 좋은 마음으로 화장실을 찾았다. 그러나 그 기분도 잠시, 글로 표현할 수 없을 만큼의 잊혀지지 않는 고통을 안고 침대로 복귀했다. 입 밖으론 계속해서 신음이 새어 나왔고 "와우, 와우…."의 감탄사만 터져 나왔다. 웃음도 나오지 않았다. 설사가 물러가니 다른 녀석이 찾아왔다. 이 녀석 항문 염증. 잔인하다, 너!

혈액 수치가 나왔다.

| | | |
|---|---|---|
| 혈소판 정상 수치 | 150,000~400,000(15만~40만) | 64,000 |
| 백혈구 정상 수치 | 3,500(4,000)~9,000(1만) | 2,900 |
| 호중구 정상 수치 | 2,000~4,500 | 1,740 |
| 빈혈 정상 수치 | 남자 13 이상, 여자 12 이상 | 9.9 |

호중구 수치가 1,000이 넘은 것을 보고 깜짝 놀랐다. 상승한 수치로 내 얼굴에 미소가 번졌던 걸까? 간호사께서 촉진제로 인한 상승이기 때문에 당분간 지켜봐야 한다고 얘기한다.

잠깐 좋다 말았다. 쳇!

## 항암 종료_104_자가이식 입원 23(자가이식 D+12)_무균실 20일_230일 차. 2016.9.19.월

혈액 수치가 올라서일까? 아니면 좌욕과 치질 연고를 열심히 발라서일까? 항문의 통증은 많이 잦아들었지만 역시나 변을 볼 때 밀려오는 그 고통의 향연은 상상을 초월한다. (죽을 맛이다.)

어제저녁까지 냄새와 역겨움으로 식사를 거부했던 내가 큰 결심을 했다. 아침만 죽, 나머지는 밥으로 식사를 변경했다. 그리고 오늘, 그 모든 것을 먹어봤다. 밥뿐만 아니라 반찬 먹기에도 도전을 해보았지만, 반찬 특유의 향이 코끝에 느껴질 때마다 속이 메슥거려서 반찬 먹기는 포기하고 말았다. 결국, 국물에 밥을 말아 2/3 정도를 억지로 쑤셔 넣어봤다. 아직까지 한 공기를 다 먹는 것은 무리인가 보다. 그래도 밀가루 포대를 떼어냈고, 나름 스스로 결심을 했고, 열심히 먹으려고 노력했다. 아무리 영양제가 좋다 한들 입으로 섭취하는 영양소보다 좋겠는가?

오늘의 혈액 수치도 그리 큰 의미는 없다고 한다. 담당 교수께서는 아래와 같이 표현하셨다.

"촉진제로 인한 수치 상승이기 때문에 촉진제를 끊으면 수치가 일부 떨어질 것입니다. 약물의 영향을 받지 않고 계속해서 상승 곡선을 그려야 골수 기능이 회복된 것으로 볼 수 있겠죠. 그렇게 되시면 퇴원하는 날이 가까워진다고 생각하시면 됩니다."

| 혈소판 정상 수치 | 150,000~400,000(15만~40만) | 78,000 |
| --- | --- | --- |
| 백혈구 정상 수치 | 3,500(4,000)~9,000(1만) | 4,300 |
| 호중구 정상 수치 | 2,000~4,500 | 1,845 |
| 빈혈 정상 수치 | 남자 13 이상, 여자 12 이상 | 10.6 |

아직도 구내염의 증상은 남아있지만, 밥알을 씹어 먹을 수 있을 정도의 상태가 되었다. 정말 가글을 열심히도 했지만, 아마도 올라간 수치의 영향을 많이 받았을 것이라 생각한다. 항문 통증도 침대에 앉아있을 수 있을 정도로 회복되었다. 다만, 변을 볼 때는 잊지 못할 추억을 계속해서 선사해주고 있다. 그래도 몸이 조금씩 회복되어가고 있음을 자각한다. 그저 그러한 과정 중에 역사하시는 하나님께 감사할 뿐이다.

몸이 조금씩 회복되어가면서 나 자신의 간사함을 마주치는 횟수가 빈번해진다. 지난주만 해도 침대와 한 몸처럼 달라붙어 있었는데, 이제는 조금 살만해졌다고 시간의 더딤을 탓하고 무균실의 답답함을 원망하고 있다.

"끝날 때까지 끝난 게 아니다."란 요기 베라[9]의 말처럼 다시 한 번 마음을 다잡아본다.

---

9  요기 베라 (Lawrence Peter "Yogi" Berra, 1925년 5월 12일~2015년 9월 22일)는 미국의 야구계 인사로서 과거 뉴욕 양키스에서 활약한 포수이자 지도자이다. "끝날 때까지는 끝난 게 아니다 (It ain't over till it's over.)" 등의 유명한 말을 남겼다. (위키백과 참조_http://ko.wikipedia.org/wiki/요기_베라)

## 항암 종료_106_자가이식 입원 25(자가이식 D+14)_무균실 22일_232일 차. 2016.9.21.수

어느 정도의 안정권에 들어선 걸까? 혈액 수치도 제법 상승했다. 담당 교수께선 촉진제로 인한 상승(기대)효과는 끝이 나긴 했지만, 아직은 좀 더 지켜볼 필요가 있다고 한다.

오후엔 간호사로부터 건강보험 심사 평가원에서 정한 수치가 일정 기간 초과하여 금일부터 무균실 병실료[10]가 상향된다는(친절하게도 원무과에 확인해주셨는데, 1일 2만 원 정도 차이가 생긴다고 한다.) 안내를 전해 들었다. 모든 지 지출하는 비용이 늘어나는 소식은 반갑지 않기 마련이다.

(림프종 발병부터 치료의 단계별 비용에 대해서는 각각의 개인에 따라 지출되는 치료 비용이 다를 수 있다. 따라서 획일적으로 비용이 얼마 정도 소요된다고 단정 짓기는 어려운 부분이다.)

---

10  무균 치료실 입원료 산정기준: (국민건강보험_요양급여기준_관련 법령_국민건강보험법_제4장 보험급여_제39조 요양급 여_제2항 보건복지부령 위임_건강보험 요양급여의 기준에 관한 규칙 별표 2_요양급여의 적용기준 및 방법에 관한 세부사항_행위)조혈모세포 이식 환자를 조혈모세포 이식의 요양급여에 관한 기준 제3조 제2항 제1호의 기준에 적합한 무균 치료실에 격리하여 치료한 경우 적정 입원 기간은 전처치(Conditioning)기간부터 이식 후 연속 3일간 ANC가 1000/㎣ 이상 될 때까지를 원칙으로 하되, 환자 상태에 따라 추가 인정함. (고시 제2009-135호, '09.8.1. 시행)(의료사고연구소 햇빛의료 판례 발췌_http://www.333yyy333.com)

| 혈소판 정상 수치 | 150,000~400,000 (15만~40만) | 96,000 |
| --- | --- | --- |
| 백혈구 정상 수치 | 3,500(4,000)~9,000(1만) | 4,200 |
| 호중구 정상 수치 | 2,000~4,500 | 1,554 |
| 빈혈 정상 수치 | 남자 13 이상, 여자 12 이상 | 10.2 |

간호사께서 간지럼증을 확인하며 약 처방을 받아보시는 건 어떠냐고 물었다. 퇴원하기 전에 이상 있는 부분은 모두 확인하고 가는 게 좋다는 말도 덧붙였다. 그 말을 듣고 보니 다음 주 정도 퇴원을 기대해봐도 되는 건가?

### 항암 종료_107_자가이식 입원 26(자가이식 D+15)_무균실 23일_233일 차. 2016.9.22.목

혈액 수치가 어느 정도 회복된 이후로는 별다른 증상 없이 하루하루를 보내고 있다. 매일 투약되는 항생제와 수액, 하루 세 번 주사로 투약하는 항생제 그리고 경구투약 하는 항생제.

내가 그리도 좋은지 내 옆에 찰싹 달라붙어 있던 구내염과 항문 통증도 혈액 수치가 올라오니 거짓말처럼 나를 버리고 훌쩍 떠나버렸다. 덕분에 식사도 밥으로 변경하여 열심히 먹고 있다. 다만 멸균 식의 잊을 수 없는 냄새는 극복하기 어렵다.

| | | |
|---|---|---|
| 혈소판 정상 수치 | 150,000~400,000(15만~40만) | 107,000 |
| 백혈구 정상 수치 | 3,500(4,000)~9,000(1만) | 4,200 |
| 호중구 정상 수치 | 2,000~4,500 | 1,680 |
| 빈혈 정상 수치 | 남자 13 이상, 여자 12 이상 | 10.3 |

집으로 돌아갈 시간이 얼마 남지 않은 것 같긴 하다. 정말 다행으로 생각하는 점은 촉진제를 맞고 있지 않은 상황에서도 혈소판 수치가 계속 올라주고 있다는 것이다. 이대로 수치가 정상화되어 다음 주 오늘은 집에서 일기를 기록하고 있으면 좋겠다는 생각을 해본다.

왼쪽 가슴의 히크만카테터 드레싱을 간호사께 맡기고 누워 있다가 퇴원하는 날 매장에서 판매하는 아메리카노를 마셔도 되냐는 질문을 했다. 설레고 들뜬 기분을 들킨 것일까? 꼭 그게 드시고 싶으냐고 되묻는 간호사의 대답은 이러했다.

"집에서 드시는 것은 괜찮을 것 같은데, 매장에서 기계로 내리는 것은 아직 좀 일러요."

사실, 꼭 아메리카노가 먹고 싶은 것은 아니었다. 다만 그 커피를 마시는 자유와 즐거움이 그리워서 물었던 것이다.

## 항암 종료_108_자가이식 입원 27(자가이식 D+16)_무균실 24일_234일 차. 2016.9.23.금

새벽녘 왼쪽 서혜부 통증으로 잠을 깼다. 가만있어보자…. 소변을 보러 화장실에 가서 살펴보니 서혜부의 통증이 아니다. 고환이다. 왼쪽 고환이 손도 대지 못할 만큼 너무 아팠다. 살며시 손을 대봐도, 가만있어도 통증은 줄어들지 않고 계속 전해졌다. 간호사께 내용을 설명했더니 아침 회진 때 교수님이 보셔야 할 것 같다며, 너무 아프면 진통제 처방을 올려드리겠다고 이야기했다. 괜찮다고 말하고 침대에 새우처럼 몸을 말고 누워있었다. 잠시 잠이 들었던 걸까? 아침 회진을 들어온다는 여사님들의 목소리에 눈을 떴다.

어랏! 오늘의 회진은 담당 교수도 부교수도 아닌 신참 여자 교수님이다. 그리고 주치의도 여자. 의료진에 성별의 구분이 필요하겠느냐만 하필, 왜? 왜?

침대를 둘러싼 불투명 커튼이 쳐진다. 왜 슬픈 예감은 틀린 적이 없을까? 두 명의 여인, 아니 의료진께서는 위생 장갑을 착용하신 손으로 섬세하고 자세히도 만져보시고, 눌러보시고, 흔들어 보시고, 음…. 아픔, 고통≤창피함, 쪽팔림이 컸다.

섬세한(?) 문진이 끝난 후 교수님께서 말씀하셨다.

**교수:** 왼편의 고환이 주름도 적고 살짝 부은 상태로 관찰됩니다. 통증은 어떠세요? 쉽게 말씀드리면,

1. 견딜만하다.
2. 통증이 지속적이라 진통제 처방을 원한다.
3. 견딜 수 없을 만큼 많이 아프다.

　　어디에 해당되시는 것 같아요?

　친절하게 객관식을 내주신 교수님께 감사의 맘을 가지며, 1번을 선택했다. 교수님께서는 혈액 수치가 괜찮은 편이니까 비뇨기과와 협진을 이야기해본다고 했다. (즉, 왜 당신의 고환이 부었으며 아픈지 정확히 모르겠다는 거다. 맞다, 신이 아닌 이상 어떻게 문진만으로 병증의 이유를 확진할 수 있겠는가.) 좋게 생각하면 퇴원 전, 이상 있는 부분을 확인할 수 있어서 다행이란 생각을 해봤지만, 한편으론 '왜 이제 여기까지?'라는 생각에 한탄스러워졌다.

　창피함과 아픔이 적절히 섞여서 다른 생각을 못 하게 하는 오늘, 진짜 싫다.

### 항암 종료_110_자가이식 입원 29(자가이식 D+18)_ 무균실 26일_236일 차. 2016.9.25.일

비뇨기과 협진은 오지 않았다. 그래서 이야기했다. 협진 안 받아도 되겠다고, 통증도 사라졌다고, 부기가 있다고 한 것은 잘 못 보신 것 같다고, 부기는 없었다고 이야기했다. (짜증이 난 게 사실이다.) 내 의지를 전달했음에도 불구하고 내일, 갑자기 비뇨기과에서 올라올지도 모른다. 이곳은 내 의지대로 되는 것이 없으니까.

그저 무료한 시간이 흐르고 있다.

### 항암 종료_112_자가이식 입원 31(자가이식 D+20)_ 무균실 28일_238일 차. 2016.9.27.화

잘 올라주던 혈액 수치들이 슬슬 반항을 시작했다.

어제는 간 수치가 약간 올랐다고 하여 수치를 잡아주는 수액을 투약 받았다. 거의 하루 동안 맞은 것 같다. 점심 식사 후엔 간 수치를 다시 확인해야 한다며 피 한 통을 빼갔다. 새벽에 채혈했던 것으론 확인이 안 되냐고 볼멘소리를 해봤더니 이미 그건 기계에서 돌렸기 때문에 다시 채혈해야 한다고 했다. 뭐, 어쩌랴! 순순히 네 삼발이를 내주어야 안 되겠나.

혈소판 수치가 떨어진다고, 간호사께서 걱정을 대신 해주고 가신다. 일단은 내일까지 지켜봐야 한다고 한다. 정상 범위의 수치가 한 개도 없다.

| 혈소판 정상 수치 | 150,000~400,000(15만~40만) | 66,000 |
| 백혈구 정상 수치 | 3,500(4,000)~9,000(1만) | 3,000 |
| 호중구 정상 수치 | 2,000~4,500 | 1,290 |
| 빈혈 정상 수치 | 남자 13 이상, 여자 12 이상 | 10.4 |

### 항암 종료_114_자가이식 입원 33(자가이식 D+22)_ 무균실 30일_240일 차. 2016.9.29.목

스스로 판단해 보건대, 이젠 걱정할만한 부작용들은 웬만큼 사라진 것 같다. 아직까진 약간의 구내염 초기 증상이 남아있지만, 음식물 섭취와 음료를 음용하는 데 아무 지장이 없다. 게다가 정말 맛없는 멸균 식의 반찬까지도 적절히 먹어주는 수준까지 도달했으니, 입속 사정뿐 아니라 배 속 사정도 어느 정돈 좋아졌다고 조심스럽게 정의해본다. 항문의 고통도 통증에서 불편함 정도로 감소하여 변을 보는데 아무 문제가 없다. 불과 며칠 전만 해도 침대에 앉아있는 것과 움직이는 것 모두가 고통스러웠던 것에 비하면, 이 정도만 회복되어도 살만함을 느끼니 정말 감사할 일 아니겠는가?

| 혈소판 정상 수치 | 150,000~400,000(15만~40만) | 56,000 |
| 백혈구 정상 수치 | 3,500(4,000)~9,000(1만) | 4,200 |
| 호중구 정상 수치 | 2,000~4,500 | 2,318 |
| 빈혈 정상 수치 | 남자 13 이상, 여자 12 이상 | 9.9 |

백혈구와 호중구 수치가 어렵게 올라와 주니까 이젠 혈소판 수치가 떨어지기 시작한다. 아직은 모든 수치가 집으로 돌아가기에는 부족하다.

오전에 담당 교수께서 회진 때, 내게 물었다.

**교수:** 뭐가 제일 불편하세요?
**나:** 등과 가슴 앞쪽에 발진으로 간지러운 것이 가장 불편합니다.
**교수:** (나를 흠칫 쳐다보더니) 그것보다 이 안에 있는 것이 가장 불편하시죠! 하하하.

어떻게 내 속을 그리 훤히도 꿰뚫고 있는 걸까? 맞다! 난 지금 무균실에 있는 것이 가장 불편하다. 치료도 적절히 끝난 것 같고 수치도 어느 정도 올라온 것 같다. 카페를 통해 살펴본 환우들의 경우는 빠르면 2주에서 3주 내에 퇴원한다. 그런데 왜? 아직도 나는 이 병실 안에 있어야 하는가? 그러한 의문들이 날 더 괴롭힌다. 차라리 똑같은 제약과 단속이 필요하다면 집에서 휴식하는 것이 더 좋겠단 생각도 해본다. 물론 담당 교수께 통하지도 않을 어리광이란 것을 잘 알고 있다. 그래서 더 답답해지는 것 같다.

퇴원하고 집으로 돌아가더라도 극복해야 할 문제들이 많다는 것을 잘 알고 있다. 음식부터 환경까지 위생에 철저해야 하고 많은 부분을 신경써야 한다는 것도 잘 알고 있다. 그럼에도 불구하고 이곳을 벗어나기를 희망하는 것을 보면 한 달이란 시간이 결코 짧은 시간이 아님을 자각하게 된다.

오후엔 림사랑 카페를 통해 만났던 환우 중, 두 분에게 연락을 받았다.

한 분은 나보다 앞서 자가이식을 받은 여성 환우인데, 최근 검사에서 간 깊숙이 암세포가 남아있는 것 같다는 소견을 들었다고 했다. 그로 인해 2개월 후 CT를 재촬영해야 하고, 최종 결과를 다시 확인해야 한다고 했다. 게다가 병원에 다녀온 후부터 잠을 이루지 못해 신경정신과 진료도 받고 있으며, 삶의 질이 최악이라는 말을 듣게 되었다. 나름대로 위안의 말을 해주고 싶었다.

비록 문자를 통한 글의 전달이긴 하였지만,

"그럴수록 더욱더 힘을 내야죠. 어차피 흘러갈 2개월의 시간이라면 좀 더 즐겁게 보내는 게 더 좋지 않겠어요? 힘내고 강해지세요. 기도하겠습니다."라는 응원의 메시지를 보내주었다.

그리고 생각했다. '만약, 그게 내 일이라면, 난 어땠을까? 나 역시 그녀와 다르긴 힘들지 않았을까?'

또 한 분은 나와 같은 병원 동기이신데, 이번 정기검진 CT 영상에서 이상점을 확인하게 되어 정밀한 검사를 위한 조직 검사(적출)

를 해야 한다고 했다. 어렵게 통화를 했는데 너무도 덤덤하고 의연하게 대처하시는 모습에 조금은 자극(충격)을 받았다. 이 분과의 통화 내용을 기록해본다.

"뭐, 어차피 다시 찾아온다면, 또 한 번 해봐야지요! 한 번을 했는데 두 번은 못하겠습니까? 그리고 우리 병은 치료할 수 있고, 치료되는 병이라고 하니 우린 참 복 받은 겁니다. 그쵸! 은다아빠."
(인터넷 다음 카페 '림사랑'에서 나의 닉네임은 '은다아빠'이다.)

굳이 이 두 사람의 검진 결과를 일기에 기록하는 이유는 검진 결과에 대처하는 자세가 확연히 다르기 때문이다. 두 사람 모두 재발에 대한 소견으로 검사 결과를 앞두고 있지만, 전자(前者)는 이미 결론을 스스로 내린 후 부정적이고 불안한 마음으로 두 달이란 시간을 보내려하고 있고, 후자(後者)는 결과가 나올 때까지 최대한 즐거운 마음으로 오늘을 살겠다는 마음가짐이다.

물론 후자가 겉으로만 밝은 척을 하는 것일지도 모른다. 그러나 검진 결과를 환자 스스로 조정할 수 있는 것이 아니라면 차라리 기다리는 시간을 값지고 즐겁게 보내는 것이 정신 건강에 더욱더 큰 도움이 될 것이라 생각해본다. (2018년 현재, 두 분 모두 건강히 잘 지내고 계신다)

## 항암 종료_116_자가이식 입원 35(자가이식 D+24)_
## 무균실 32일_242일 차. 2016.10.1.토

이곳 무균실에 들어온 지도 벌써 32일째. 한 달이란 시간이 훌쩍 지나버렸다. 그 시간이 어떻게 지났을까 싶을 정도로 잘 버텨준 나에게 박수를 쳐주고 싶다. 짝짝짝!

그간 고용량 항암과 이식, 그로 인한 부작용 등으로 어렵고 힘든 시간을 지내왔다. 그리고 벌써 이 안에서 32일이란 시간을 맞이한다. 정상적이지 않았던 수치들이 점차 회복되어감에 따라 여러 부작용이 사라진 지금, 완전하진 않지만 안전한 컨디션을 유지하고 있다.

다만, 소변이 급하지 않음에도 불구하고 계속해서 소변을 보고 싶은 증상이 나를 괴롭히고 있다. (은근히 신경 쓰인다. 오줌소태<방광염> 같은 증상이라고 생각하면 이해가 빠르리라.) 주치의 선생께 아직 이야기는 안 했지만, 이는 마인드컨트롤이 필요한 증상이라고 스스로 결론내려 본다. 아마도 퇴원할 때가 다가왔음에도 불구하고 상승하지 않는 혈소판 수치로 인해 나의 멘탈이 조금씩 흔들렸던 것이 소태 증상으로 이어졌으리라 생각해본다. 더 간단히 말하자면, 집에 빨리 가야 하는데 그러지를 못하니 건몸 단 것이다!

| 혈소판 정상 수치 | 150,000~400,000(15만~40만) | 52,000 |
| --- | --- | --- |
| 백혈구 정상 수치 | 3,500(4,000)~9,000(1만) | 3,000 |
| 호중구 정상 수치 | 2,000~4,500 | 1,710 |
| 빈혈 정상 수치 | 남자 13 이상, 여자 12 이상 | 10.2 |

수치에 연연하지 않는 도도한 환자인 척하려고 해보아도, 간호사께서 수치를 기록하러 들어올 때면 온몸의 신경이 그쪽으로 집중되는 것을 부인할 수 없다. 식사도 남김없이 잘 먹고 있고, 반찬도 이젠 곧잘 먹는다. 그럼에도 불구하고 수치가 역행하는 것을 보면, 배신감마저 든다.

내일 그리고 모레를 지나면 조금은 더 올라주겠지. 그렇게 사흘이, 나흘이 흐르면 이곳 무균실에서 벗어나는 날이 올 거야. 퇴원하는 날을 기대해본다. 가을의 향기를….

## 항암 종료_119_자가이식 입원 38(자가이식 D+27)_무균실 35일_245일 차. 2016.10.4.화

| 혈소판 정상 수치 | 150,000~400,000(15만~40만) | 69,000 |
| 백혈구 정상 수치 | 3,500(4,000)~9,000(1만) | 2,300 |
| 호중구 정상 수치 | 2,000~4,500 | 841 |
| 빈혈 정상 수치 | 남자 13 이상, 여자 12 이상 | 10.5 |

 혈소판 수치가 오르기는 했는데, 이 녀석이 올라오니까 이번엔 백혈구와 호중구가 떨어지네. 이건 뭐, 너희 트레이드 오프[11] 하니?

 오전 회진에서 퇴원 전, CT를 촬영하고 가자는 부교수의 말씀이 있었다. 내일 오전에 스케줄을 잡겠다는 말도 전해 들었다. 6월에 촬영하고 3개월의 시간이 흘렀으니 무균실에서 퇴원한 후 외래로 촬영 일정을 잡으면 번거로울 수 있다는 판단이라고 하셨다.
 그 말을 듣고 왠지 가슴이 두근거린다. 퇴원이 코앞에 왔다는 반가움으로 두근, 앞으로 얼마나 많은 외래와 검사 일정을 견뎌내야

---

11 트레이드 오프(trade off): 한편을 추적하면 다른 편이 소홀해진다는 의미인데 경제 용어로서는 물가와 고용의 상관관계(相關關係)를 말할 때 쓰이는 수가 많다. 즉, 경제가 완전고용의 상태에 근접하면 물가가 필연적으로 상승하고 반대로 물가 상승이 슬로다운하면 이에 수반해서 실업이 증대한다는 이율배반 관계를 가리킨다. 이 물가와 고용의 상관관계를 나타내는 곡선은 창시자인 A.W.H.필립스 오스트레일리아 국립대학 교수의 이름을 따서 필립스 곡선이라고 부른다. (매일경제신문 시사 용어사전 참조_dic.mk.co.kr)

하는가에 대해 두근두근. 그러고 보니 앞으로 수많은 검진을 앞두고 매번 이렇게 가슴의 쿵쾅거림을 겪어야 한다고 생각하니 설렘보다 침울함이 밀려온다.

  그러나 어쩔 수 없다. 이 또한 완치를 위한 과정이며 반드시 이겨내야 할 싸움이니까. 내일 CT를 촬영하면 이번 주도 반이 지나간다. 시간이 느린 듯, 빠르기도 하다.

  상담 간호사 말씀으론, 교수님께서 "골수가 자리 잡기 시작하면 혈소판 수치부터 오르기 시작한다."라고 하셨다며, 혈소판 수치가 조금씩 올라가 주고 있으니 곧 퇴원 계획이 잡힐 거라는 격려의 말을 해주신다. 따뜻한 맘이 전해져, 혈액 수치가 1씩 증가된 것 같다.

### 항암 종료_120_자가이식 입원 39(자가이식 D+28)_무균실 36일_246일 차. 2016.10.5.수

이른 아침, CT를 촬영했다. 전날 밤, 난 설렜던 걸까? 아침까지 잠을 설치고 말았다. 시간마다 깨어, 휴대폰 시계를 확인했던 것 같다. 36일 만에 구경한 바깥세상. '바깥'이라 표현하기도 뭐하지만, 내가 없던 36일이란 시간 동안 바깥은 변한 게 하나도 없었다. 늘 촬영 때마다 출입하던 X선 촬영 방들, CT 촬영실 그리고 안내 데스크의 무표정한 의료진의 얼굴까지 모두 그대로였다.

CT 광선을 온몸으로 받아들였으니 이젠 결과를 기다려야 한다. 침대에 앉아 가만히 생각해봤다. 비단 오늘이 끝이 아니다. 앞으론 계속해서 지금과 같은 과정이 나를 기다리고 있을 것이다. 그러니 걱정도, 고민도 하지 말자.

| | | |
|---|---|---|
| 혈소판 정상 수치 | 150,000~400,000(15만~40만) | 75,000 |
| 백혈구 정상 수치 | 3,500(4,000)~9,000(1만) | 2,500 |
| 호중구 정상 수치 | 2,000~4,500 | 800 |
| 빈혈 정상 수치 | 남자 13 이상, 여자 12 이상 | 10.4 |

### 항암 종료_123_자가이식 입원 42(자가이식 D+31)_
### 무균실 39일_249일 차. 2016.10.8.토

CT 촬영 판독 결과를 듣는다. 긴장하지 않은 척하려고 했는데 교수님 눈엔 내 표정이 다 읽히나 보다. 다시 한 번 느껴 보건대, 아마도 교수님은 독심술의 대가일 것이다. 흐흐흐~

**교수:** CT 영상을 보고 왔습니다. 음, 지난 6월 촬영 영상과 크게 달라진 것은 없습니다. 그 얘기인즉슨, 잘 유지되고 있다는 겁니다.

크게 줄어들거나 늘어나거나 새로 생긴 것이 관찰되지 않았다는 소견, 즉 6월 촬영 결과와 다른 점이 없다는 것이다. 그러고 보니 난, 치료를 시작하고 '완전 관해'란 말을 들어본 적이 없다. 늘 교수님의 표현은 "커지거나 늘어난 것은 없습니다."이었다. 그러니 만족해야 하는 거 맞겠지?

오후에 간호사께서 들어오셔서 내게 말을 전하신다. 다음 주 수요일에 예정되어있던 면역글로블린 주사를 월요일로 당겨서 맞고, 화요일 퇴.원.예.정 계획이 있다고 했다. 뭐지? 이 기분은. 기뻐서 팔짝 뛸 줄 알았는데, 그 소식을 들은 나의 반응은 "네."라고 덤덤히 말하는 게 다였다. 어찌 보면 그동안 병원 안에서 너무 많은 오보(誤報)에 단련이 된 것일지도 모르리라. 그래서 담당 교수의 입을 통한 퇴원 오더를 직접 듣기까지는 100% 안 믿기로 했다. 그럼에도 불구하고 퇴원 오더의 귀띔은 이곳, 막힌 공간을 벗어나 내 집과 가족에게 돌아갈 수 있다는 사실만으로 나를 설레게 하기에 충분했다.

퇴원 오더 소식을 내 혈액들이 더 먼저 알았나 보다. 혈액 수치도 꽤 올라주고 있다.

| | | |
|---|---|---|
| 혈소판 정상 수치 | 150,000~400,000(15만~40만) | 98,000 |
| 백혈구 정상 수치 | 3,500(4,000)~9,000(1만) | 3,000 |
| 호중구 정상 수치 | 2,000~4,500 | 1,074 |
| 빈혈 정상 수치 | 남자 13 이상, 여자 12 이상 | 10.4 |

이젠 집으로 돌아가고 싶다.

### 항암 종료_125_자가이식 입원 44(자가이식 D+33)_
### 무균실 41일_251일 차. 2016.10.10.월

이 공간에서의 마지막 저녁을 먹었다. 마지막 저녁 식사라고 하여 딱히 다를 건 없다. 역시나 맛은 별로지만 입에서 못 먹을 만큼의 수준은 벗어난 것을 보니, 내 입맛이 어느 정돈 돌아온 것도 같다.

뉴턴은 '만유인력의 법칙'을 발견하였고 데카르트는 "나는 생각한다. 고로 나는 존재한다."라는 유명한 명제를 정의하였다. 위대한 위인들과 어깨를 나란히 할 순 없지만 나 또한 하나의 현상을 정의하려 한다.

**"면역글로블린 당김 현상"**

이는 '의료진의 작은 배려와 선물로써 무균실에서 고생하는 환자를 위해 하루라도 퇴원 일자를 당겨주기 위한 과학적이고 이성적인 방법과 과정'이라고 정의해본다. (드디어 미쳤나 보다!)

글로블린 주사의 바늘을 정리하며 간호사께서 내게 말을 걸었다.

**간호사:** 정말! 긴 시간 고생 많으셨어요. 대부분 30~35일 정도면 퇴원하거나 무균실 스케줄이 빡빡할 경우 일반실로 옮겨서 수치 회복하는 경우가 많은데, 김성남 님은 정말 오래 계신 케이스 같아요. 처음엔 젊으시고 혈액 수치도 잘 올

라주어서 더 빨리 퇴원하실 거라고 생각했는데 이렇게까지 오래 계실 줄은 몰랐네요. 집에 돌아가시면 회복 잘 하세요. 늘 건강하시구요!

간호사의 말씀에 답례하고 생각해본다. '이곳에 오래 있긴 오래 있었나 보다.'

| 혈소판 정상 수치 | 150,000~400,000(15만~40만) | 120,000 |
| 백혈구 정상 수치 | 3,500(4,000)~9,000(1만) | 3,800 |
| 호중구 정상 수치 | 2,000~4,500 | 1,394 |
| 빈혈 정상 수치 | 남자 13 이상, 여자 12 이상 | 10.6 |

점심 식사를 마치고 침대에 앉아 이것저것을 긁적이고 있었다. 무균실 문이 열리며 담당 교수와 그의 팀이 밀려들어 온다.

**교수:** 김성남 님! 퇴원 계획을 잡았습니다. 그동안 고생하셨어요. 다만, 오늘 주사 맞으시고 열이 나면 안 됩니다. 열이 없고 모든 수치가 정상이라는 가정하에, 내일 집에 보내드릴게요. 그리고 (웃으시며 나지막이 속삭이듯 말했다.) 여기저기 퇴원한단 말씀하시면 안 돼요! 아셨죠? 하하하.

아마도 부정 탄다는 것을 유머러스하게 말씀하신 것 같아 함께 웃어 보였다.

퇴원이 결정되었단 말을 듣고 보니 마음이 약간 혼란스러웠다.
(이 변덕쟁이! 퇴원을 안 시켜줘도 걱정, 집에 보내준다고 해도 걱정)


내일이면 그리운 집으로 돌아간다. 이제부터가 진짜 시작이라는 무거운 마음과 첫 소풍을 앞둔 어린아이의 설레는 마음이 겹쳐져 어쩔 줄 몰라 주책없이 노트북 컴퓨터 앞에만 앉아있다.
분명한 건 이 투병 일기가 조금은 한가해질 것 같다. 물론 가끔 들어와 이식 후의 생활에 대해서 긁적이고 가겠지만, 지금처럼 매일 출근하는 일은 줄어들 것 같은 생각이 든다.
내일부터는 과거보다는 미래를 생각하겠다. 그것은 어려운 치료 기간을 잊고 싶음이 아니고 앞으로 겪고 넘어야 할 산이 더 크기 때문이다.

오늘 밤은 왠지 잠을 설칠 것만 같다.


### 항암 종료_126_자가이식 입원 45(자가이식 D+34)_무균실 42일_252일 차. 2016.10.11.화

퇴원! 다시 세상 속으로, 집으로, 가족에게로….

## 무균실로부터 해방과 가정으로 복귀
(이식 후 1년의 수치 기록)

**항암 종료_자가이식 D+38_256일 차. 2016.10.15.토**

어젠 외래 일자도 아니지만, 아침 일찍 병원에 다녀왔다. 목구멍이 너무 아파서 혹시나 감기 또는 염증 증상이 아닐까 싶어 혈액내과에 연락하였더니 외래 검진 틈에 진료 시간을 허락해주셨다.

인후염인 것 같다는 소견과 별도의 약 처방은 없었다. 대신 가글액만 처방받아 돌아왔다.

여전히 가슴 앞부분과 등의 간지러움 증상은 현재진행형이다.

퇴원 후, 어제가 가장 편하게 오랫동안 잠을 잔 것 같다. 알 수 없는 불안감(카페를 통해 이식 후 재발하였다는 환우의 소식을 접해서라고 생각된다. 그리고 알 수 없는 불안감은 아니다. 분명히 알고 있다.)으로 며칠 잠들기가 어려웠다.

하루를 허락하시는 하나님께 감사하는 마음으로 삶이라는 선물을 잘 사용하고 살아야겠다.

## 항암 종료_자가이식 D+44_262일 차. 2016.10.21.금

어젠 외래를 다녀왔다. 퇴원 후, 첫 외래 검진.

| 혈소판 정상 수치 | 150,000~400,000(15만~40만) | 169,000 |
| --- | --- | --- |
| 백혈구 정상 수치 | 3,500(4,000)~9,000(1만) | 4,500 |
| 호중구 정상 수치 | 2,000~4,500 | 2,223 |
| 빈혈 정상 수치 | 남자 13 이상, 여자 12 이상 | 12.0 |
| 간 수치 정상 수치 | 10~44 | 30/33 |

모든 수치가 거의 정상치로 회복해가고 있다. 다만, 18일 오후부터 왼쪽 귀 아랫부분 목 쪽으로 알 수 없는 몽우리가 만져졌다. 그리고 통증이 있다. 담당 교수께 설명했다.

지금은 알 수 없다고 한다. 10월 5일 CT에서 이상 없었던 곳이 갑자기 커질 수 있는 확률은 적다고 했다. 통증이 있으므로 감염으로 인한 염증일 가능성이 크다고 했다. 얄궂은 상상하지 말고, 즐겁고 건강한 하루를 보내라는 조언해주신다.

다음 주 화요일 예정되어있던 면역글로블린 주사를 월요일로 당기고, 타이레놀을 처방받았다.

### 항암 종료_자가이식 D+51_269일 차. 2016.10.28.금

일주일이란 시간이 흘렀다. 7일이란 시간 안에 참 많은 일이 있었던 것 같다.

왼쪽 귀밑에 생겼던 멍울뿐만 아니라 오른쪽 서혜부와 오른쪽 겨드랑이에도 혹이 생겨서 다시 한 번 검진을 다녀와야만 했다. 담당 교수의 우려와 걱정과는 달리 나흘이란 시간을 오롯이 휴식에 양보해주었더니 멍울들은 감쪽같이 사라졌다.

그 덕에 유리멘탈은 왔다리갔다리 정신이 없다.

혹이 생겼다는 이유만으로도 재발을 걱정하는 한없이 나약한 나를 보게 된다. 많은 환우가 나와 별반 다르지 않으리란 생각으로 스스로 위안을 해보지만, 지금의 내겐 그것만으론 부족하다. 위로가 필요하다.

### 항암 종료_자가이식 D+54_272일 차. 2016.10.31.월

퇴원 후 두 번째 외래. 교수님 얼굴은 반갑지만, 그 기다림은 싫다.

| | | |
|---|---|---|
| 혈소판 정상 수치 | 150,000~400,000(15만~40만) | 188,000 |
| 백혈구 정상 수치 | 3,500(4,000)~9,000(1만) | 4,800 |
| 호중구 정상 수치 | 2,000~4,500 | 2,664 |
| 빈혈 정상 수치 | 남자 13 이상, 여자 12 이상 | 11.7 |

검진이 끝난 후, 늘 듣고 싶은 말은 변함없다.

"잘 지내시다가 다음 검진 일에 보시죠!"

### 항암 종료_자가이식 D+69_287일 차. 2016.11.15.화

불안함을 내려놓자. 난 모든 치료가 끝이 났으니 이젠 회복에 집중하자!

### 항암 종료_자가이식 D+75_293일 차. 2016.11.21.월

| 혈소판 정상 수치 | 150,000~400,000(15만~40만) | 152,000 |
| --- | --- | --- |
| 백혈구 정상 수치 | 3,500(4,000)~9,000(1만) | 3,300 |
| 호중구 정상 수치 | 2,000~4,500 | 1,141 |
| 빈혈 정상 수치 | 남자 13 이상, 여자 12 이상 | 12.1 |
| 간 수치 정상 수치 | 10~44 | 28/39 |

수치의 기복이 내게 불안감을 준다. 호중구야! 넌 왜 떨어지고 그러니?

### 항암 종료_자가이식 D+133_361일 차. 2017.1.18.수

| 혈소판 정상 수치 | 150,000~400,000(15만~40만) | 149,000 |
| --- | --- | --- |
| 백혈구 정상 수치 | 3,500(4,000)~9,000(1만) | 3,600 |
| 호중구 정상 수치 | 2,000~4,500 | 1,454 |
| 빈혈 정상 수치 | 남자 13 이상, 여자 12 이상 | 12.9 |

퇴원 후 첫 CT 촬영. 똥꼬의 화끈함을 이겨낸다.

**항암 종료_자가이식 D+146_374일 차. 2017.1.31.화**

| 혈소판 정상 수치 | 150,000~400,000(15만~40만) | 180,000 |
| --- | --- | --- |
| 백혈구 정상 수치 | 3,500(4,000)~9,000(1만) | 3,400 |
| 호중구 정상 수치 | 2,000~4,500 | 1,414 |
| 빈혈 정상 수치 | 남자 13 이상, 여자 12 이상 | 13.4 |
| 간 수치 정상 수치 | 10~44 | 23/29 |

CT 결과- 이상 무. (퇴원 후 첫 3개월 검사)

'호중구는 왜 이리도 낮은 수치에서 회복을 못 하는 걸까?'라는 질문을 호중구에게 해본다.

**항암 종료_자가이식 D+156_384일 차. 2017.2.10.금**

전날 저녁부터 왼쪽 팔목에 모기 물린 것처럼 약간의 수포성 발진이 났다.

여러 의심병으로 걱정에 걱정할 것 같아 혈액내과로 바로 연락 후, 내원했다.

대상포진으로 볼 수 없다고 한다. 통증이 없고, 팔 한쪽에만 발현되었으므로 단순 피부염증으로 확인.

### 항암 종료_자가이식 D+222_450일 차. 2017.4.17.월
### 퇴원 후, 두 번째 CT 촬영 및 피검사

### 항암 종료_자가이식 D+287_515일 차. 2017.6.20.화

| | | |
|---|---|---|
| 혈소판 정상 수치 | 150,000~400,000(15만~40만) | 192,000 |
| 백혈구 정상 수치 | 3,500(4,000)~9,000(1만) | 5,300 |
| 호중구 정상 수치 | 2,000~4,500 | 2,501 |
| 빈혈 정상 수치 | 남자 13 이상, 여자 12 이상 | 13.6 |

얼굴과 목 주변으로 여드름(종기) 같은 피부 발진이 생기고 있다. 집사람이 열심히 소독하고 치료해주고 있다. (스테로이드 부작용 같다.) 교수님께 이야기하면 피부과 협진을 말씀하신다.

혈액 수치로만 보면 완전한 회복이다. 하지만 그럼에도 불구하고 수시로 밀려오는 피로함과 어지럼증 그리고 피부 발진이 여전히 나를 괴롭히고 있다.

7월 10일 즈음, 갑작스럽게 찾아온 어지럼증으로 많이 당황스럽다. 혹시나 이석증이 아닐까 싶어 찾아간 이비인후과에서는 이상이 없음을 알려주었다. 별문제 없다는 의사의 소견이 기쁘지만은 않은 것은 혈액내과에서의 소견도 별반 다르지 않기 때문이다.

"혈액 수치도 큰 이상이 없고, 림프종과 연관 있어 보이지는 않습니다. 계속 불편하시면 신경과에 협진으로 진료를 받으실 수 있습니다."

7월 20일. 어지럼증이 조금 호전되었다. 충실한 상층 관계의 형성! 어지럼증이 호전되니 얼굴의 피부 발진이 시작된다. 피부 발진은 미관상 보기 좋지 않다는 것과 더불어 통증이 있다.

항암 종료_자가이식 D+322_550일 차. 2017.7.25.화

| | | |
|---|---|---|
| 혈소판 정상 수치 | 150,000~400,000(15만~40만) | 209,000 |
| 백혈구 정상 수치 | 3,500(4,000)~9,000(1만) | 4,900 |
| 호중구 정상 수치 | 2,000~4,500 | 2,469 |
| 빈혈 정상 수치 | 남자 13 이상, 여자 12 이상 | 13.6 |
| 간 수치 정상 수치 | 10~44 | 23/26 |

이식 후 4번째 CT를 통과했다.

역시나 같은 말이지만 "새로 생기거나 기존 것에 변화는 없습니다."
아직도 왼쪽 서혜부는 둔탁한 느낌이 있고 얼굴과 목 그리고 귀 뒤쪽으로는 여드름 같은 피부 트러블이 가득하다.

### 항암 종료_자가이식 D+358_586일 차. 2017.8.30.화

강원도 여행을 다녀온 후, 알 수 없는 두통이 나를 찾아온 지 벌써 3주째.

동네 내과를 2번이나 다녀왔지만, 아직도 두통과 두피 통증은 계속되고 있다. 아마도 휴가(일본 여행, 친구들 모임 수영장, 양양 여행) 동안 빡빡한 스케줄의 진행이 내 몸에 무리를 준 것으로 생각된다.

한 가지를 더 기록해본다. 5월부터로 기억되는데, 음모가 엄청 많이 빠지기 시작하더니 지금은 그 증상이 멈추고, 그 대신 머리카락이 빠지기 시작했다. 뒷머리보단 앞머리를 중심적으로 제법 많은 양이 빠진다. 특히 머리를 감은 후, 머리를 말리는 과정에서 많이 빠진다. 그래서일까? 거울 속 비친 모습이 머리숱 없는 사람처럼 앞머리가 휑하게 보인다. 다행히 빠진 머리 자리로 새로운 머리카락이 나오고 있다는 것에 위안으로 삼아보지만, 그래서 더욱더 언발란스해 보인다는 불편한 진실!..

### 항암 종료_자가이식 D+378_606일 차. 2017.9.19.화

혈액검사만 있는 외래 검진 날, 알 수 없는 두통은 이제 사라졌다. 하지만 그동안 내과를 한 번 더 다녀왔고, 이비인후과도 2번이나 다녀왔다. 다행이라고 할 수 있지만, 사라진 두통은 어깨로 그 통증의 위치를 바꿔서 내려왔다. 빠지던 머리카락도 이젠 좀 잠잠해졌다. 물론 지금도 조금씩 빠지곤 있지만 심할 정도는 아니다.

| 혈소판 정상 수치 | 150,000~400,000(15만~40만) | 181,000 |
| --- | --- | --- |
| 백혈구 정상 수치 | 3,500(4,000)~9,000(1만) | 2,900 |
| 호중구 정상 수치 | 2,000~4,500 | 1,223 |
| 빈혈 정상 수치 | 남자 13 이상, 여자 12 이상 | 13.7 |

사실 깜짝 놀랐다. 앞선 검사의 백혈구 수치가 5,000에서 조금 빠졌었기 때문에 이번엔 5,000 고지를 훌쩍 넘겨주고 호중구도 많이 상승했을 것이라고 예상했었는데, 너무 기대가 컸나 보다.

집사람과 검사 결과를 두고 대화를 나누었다. 아무래도 여름휴가 동안 무리한 것, 감기 증상으로 계속해서 항생제 처방으로 약을 내복했던 것 그리고 조금씩 나태해지며 밤늦게 잠들었던 것 등 모든 것이 반영된 결과이므로 자각하고 반성하자고 이야기했다.

## 항암 종료_자가이식 D+420_648일 차. 2017.10.31.화

| 혈소판 정상 수치 | 150,000~400,000(15만~40만) | 215,000 |
|---|---|---|
| 백혈구 정상 수치 | 3,500(4,000)~9,000(1만) | 4,300 |
| 호중구 정상 수치 | 2,000~4,500 | 2,236 |
| 빈혈 정상 수치 | 남자 13 이상, 여자 12 이상 | 14.2 |
| 간 수치 정상 수치 | 10~44 | 29/32 |

이식 후 5번째 CT를 통과했다. 그저 감사한 일이다.

아직도 얼굴에는 트러블이 있고, 앞머리 쪽으로 탈모 비슷하게 머리털이 빠져나가서 머리카락 안쪽이 훤히 보이기도 하지만, 이 또한 감사할 오늘이고, 지금이다.

간헐적으로 어지럼증이 지속되고 있으며 특히 운전할 때, 그 어지럼증의 정도가 심한 것 같다. 또한, 종일 하는 작업이나 일과는 아직까지 피곤함으로 다가오는 것 같다.

입속은 구내염이 없음에도 약간의 구내염이 있는 것 같은 느낌도 덤으로 얻어진 증상이다.

이렇듯…. 이식 후 1년이란 시간이 지났음에도 몸에 남은 그간의 흔적들이 쉽게 지워지지 않음을 느낀다. 지극히 개인적인 기록이므로 모든 환우의 치료 경과가 위와 같을 순 없다. 다만 나뿐만이 아닌 환우 모임에서 만난 항암(이식) 후 환우들의 공통적인 생각은 1년이란 기간이 회복하기에 완전한(충분한) 시간은 아니라는 것이다.

단순한 논리일 수 있겠지만, 치료 기간과 회복 기간을 'x, y'라고 한다면, 정비례 중에서도 'x=2y'의 관계가 성립되어야 무리가 없을 것으로 생각된다.

# PART III.

# 항암치료 이후의 것들

## 1. 보험 청구와 과정
### 암 진단금 청구

우리가 살면서 암에 걸릴 확률은 얼마나 될까?
그 물음에 대한 답을 아래와 같이 통계청 자료를 인용해 알아본다.

우리나라 국민들이 기대 수명인 82세까지 생존할 경우 암에 걸릴 확률은 36.2%
암에 걸릴 확률
- 여자 58세 33.1%(3명 中 1명)
- 남자 79세 38.7%(5명 中 2명)

주위 사람 10명 중 3명 이상이 암에 걸린다고 해석할 수 있지요.
암이 발병하는 데 연관성이 가장 큰 것이 바로 스트레스!
우리는 늘 스트레스를 받으며 살고 있지요.

그런데 암에 걸릴 확률은 어떻게 알까요?

정말로 주변 사람 10명 중 3명 이상의 사람이 암에 걸려 있나요?

그렇지 않다는 것을 전국 단위 암 발생 통계를 보면 알 수 있어요

1999년~2014년 암 경험자

- 전체 1,587,106명 中(전체인구 대비 2.7%)

- 남자 : 716,406명

- 여자 : 870,700명

간단히 알아보면 2014년 우리나라 암 발생률은 인구 10만 명당 427.6명

우리나라 사람의 약 0.4%가 암 환자

- 여자 : 410.3명

- 남자 : 444.9명

왜 암에 걸릴 확률과 실제 암 환자 비율이 다를까요?
우리가 평생 사는 동안 암에 걸릴 확률이 36.2%라는
결과는 어떻게 얻어졌을까요?

모든 국민이 평균 수명까지 산다고 가정하고
위암, 대장암, 간암, 갑상선암 등에 걸릴 확률을 모두 합한 값을
누적 발생 확률로 발표하기 때문이에요.

다시 말해 우리가 평생 사는 동안 위암에 걸릴 확률,
대장암에 걸릴 확률, 간암에 걸릴 확률 등을 모두 더해서 높은 확률이 나온 거예요.

국가암정보센터는 사람들이 실제로 어떤 암에 걸릴지 알 수 없기 때문에
모든 암에 걸릴 확률을 합한 값을 제시한 거지요.
(네이버 통계청 포스트 게시판 발췌_http://post.naver.com)

통계청 자료에서 알 수 있듯이 암에 걸릴 확률이 그렇게 높다곤 할 수 없다. 하지만 확률로만 놓고 본다면 로또 복권 1등에 당첨될 확률보다는 암에 걸릴 확률이 훨씬 높다는 것을 알 수 있다. (로또 1등에 당첨될 확률은 814만 5,060분의 1이라고 한다. 벼락을 맞을 확률보다도 어렵다는 우스갯소리가 있을 정도로 당첨될 확률은 어마무시하게 낮다. 그럼에도 불구하고 매주 토요일마다 로또 복권 판매점 입구에 길게 늘어선 줄을 볼 때면 아이러니한 생각이 드는 건 나뿐만은 아닐 것이다.)
(다음 백과 참조_http://100.daum.net)

뜬금없이 왜 복권 이야기를 하는가 하면, 암(癌)과 관련하여 민간 보험 가입(생명 보험, 손해보험사)에 대한 부분을 권유해보려고 한다. 사실 필자 또한 진단을 받기 전까지 암 보험 가입에 대해서 회의적인 생각을 하고 있던 사람 중 한 명이었다. 그러나 불행하게도

항암치료 이후의 것들

40대 초반의 이른 나이에 림프종에 걸려 넘어졌으며, 암이란 녀석이 나이 고저를 불문하고 찾아온다는 것을 이미 경험으로 알아버렸다. 결과적으로 나는 암 진단을 받았지만, 현명한 아내를 둔 덕에 2개의 보험사로부터 암 진단금을 수령할 수 있었고, 그로 인해 치료비 부담과 휴직으로 인해 겪어야 하는 가계 살림의 경제적 어려움을 극복하는 데 큰 도움이 되었다.

물론 필자의 주관적인 판단과 경험이(민간 보험사의 암 보험에 가입하는 것) 좋다고 주장 하는 것은 절대 옳지 못하다. 그럼에도 불구하고 그렇게 기록하려는 이유는 나를 포함해 환우 모임에서 만난 여러 환우 그리고 카페에 게재된 여러 글을 통해 그들의 의견도 나와 다르지 않다는 것을 알게 되었기 때문이다. 그러한 이유를 들어 독자들에게 조심스럽게 권면하고자 하는 것이니 오해 없으시기 바란다. (저, 보험 판매자 아니에요!)

책을 통해 여러 사람에게 보험 가입을 권유하는 나에게, 보험사에서 감사패라도 줘야 하는 거 아닌가? 하하하!

각설하고,

암(癌)이란 녀석이 이미 당신에게 찾아온 이상, 더는 물러설 곳이 없다. 치료의 방향을 결정해야 하고 치료에 적극적인 주인공이 되어야 하며, 삶이라는 끈을 굳게 잡기 위해 부단히도 노력해야 한다. 그렇게 치료를 시작하고 정신을 차릴 무렵이면 '아, 나 암보험 있었지!'란 생각이 번뜩 떠오르게 된다. 그런데 막상 보험금을 청구하려면 과정과 절차가 복잡할까 봐 미리 지쳐버리는 환우와 보호자를 종종 보았다. (인터넷 카페에서도 보험금 청구와 관련한 질문 내용이 많은 것을 보면 그 과정이 까다롭기보다는 경험해보지 않은 데서 밀려오는 두려움과 피로감이 더 큰 것으로 생각된다.)

왜 안 그렇겠는가? 대부분의 사람은 살아오면서 암 보험금 청구를 경험할 일이 그리 많지 않다. 운이 나쁘게 부모님을 포함한 가족의 투병으로 보험금 청구를 경험해보았거나 보험사에 근무했거나 아니면 병원 원무과에 근무하지 않은 이상, 보험금 청구는 그리 간단한 과정이라곤 할 수 없다. 더군다나 배우자나 가족이 청구를 대행해주지 아니하고 환자가 직접 청구를 해야 한다면 그 과정과 절차 중에 있던 기운까지 다 빠져버릴지도 모를 일이다.

그래서 이번 단락에서는 암 진단금 청구와 관련하여 준비 서류와 과정을 간략하게 소개하려고 한다. 세상 좋아져서 스마트한 전화기로 여러 웹 검색과 블로그를 찾아 해결할 수 있음을 알고 있지만, '책으로 정리된 내용을 확인하는 것이 정신건강엔 더 이롭지 않을까?'란 생각을 해본다.

암 진단금 보험금 청구 준비서류는 보험사마다 조금씩의 차이가 존재함을 참고하시기 바란다. 최근 병원은 진료 기록 사본과 영상 자료 사본을 발급해주는 창구를 별도로 두고 있어 서류 발급이 다소 부드러워졌다.

» **기본서류**

- 진단서

  (암 확진 진단서_ 진단명, 진단 일자, 최종 진단 여부, 진단 방법, 질병 코드 기재)

- 조직 검사 결과지

  (백혈병, 혈액암의 경우 골수 검사지 및 혈액검사 결과지)

- 수술 확인서(암 수술 급여금)

- 통장 사본, 가족 관계 확인 필요 시

  (가족관계증명서, 혼인관계증명서 등)

- 각 보험사 홈페이지 '암 진단금' 청구 페이지 참조

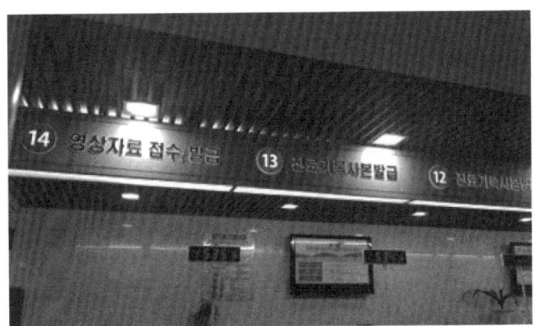

진료기록 사본 발급 창구가 별도로 준비되어있다.

## 중심정맥관(케모포트, 히크만카테터) 시술의 청구

혈액암(림프종)은 수술이 가능하지 않은 병증이 대부분이다. (예외적으로 대장, 소장 절제술을 받은 후 항암 치료를 받은 환우들도 있다.) 일반적으로 암세포가 특정(극소)부위에 한정되는 것이 아닌 혈액을 타고 온몸을 돌고 있기 때문에 수술 없는 항암 치료와 필요한 경우 방사선 치료를 겸하는 경우가 많다. 결국! 림프종을 비롯한 혈액암의 경우 암 수술이 이루어지지 않는 것이 대부분이기 때문에 환우들은 암 수술비 청구를 몰라서 못하는 경우가 더 많다.

(※보험금 청구권 소멸시효는 수술을 받은 후 또는 치료를 받은 후 3년 이내이다.※)

항암 전 이루어지는 케모포트 시술과 암 진단을 확정하기 위한 조직 적출 그리고 카테터 삽입술 등을 병원에서도 '수술'이란 표현보단 '시술'이란 표현을 사용하다 보니 무지한 환자 입장에서는 암 수술과 관계가 없다고 한정 짓게 되는 경우가 많다.

항암치료 이후의 것들

더군다나 보험사는 이미 암 진단금을 청구했을 당시 혈액암(림프종)이란 것을 인지한 상황인 만큼, 시술에 대한 부분 중 암 수술에 해당하는 내용을 선별하여 피보험자 또는 계약자에게 안내를 해주면 얼마나 좋을까? 그러나 대한민국에 존재하는 보험사 대부분은 보험가입 땐 '고객님', 가입 후는 '호갱님[12]'이 되는 것이 부지기수(不知其數)이기 때문에 기대 자체를 하지 않는 편이 좋다.

그러므로 본인이 가입한 보험사의 약관을 확인하여 '암 수술비 특약' 中 '암 수술비' 청구가 가능한지에 대한 부분을 반드시 확인해야 할 필요가 있다.

정확한 기준은 아니지만, 보험사 담당자의 대화를 인용하여 기록하자면 2002년 이전 생명 보험사를 통해 가입한 암 보험의 경우는 암 수술비의 지급 부분에 대하여 약관에서 "수술의 정의"(흡인(吸引), 주사기 등으로 빨아들이는 것), 천자(穿刺, 바늘 또는 관을 꽂아 체액, 조직을 뽑아내거나 약물을 주입하는 것) 등의 조치 및 신경(神經) BLOCK(신경의 차단)은 제외합니다.)와 같은 용어의 표현이 명시되어 있지 않았으므로 케모포트와 카테터 삽입 시술에 대한 암 수술비를 인정받아 보험금 지급이 이루어진 사례가 존재한다고 한다.

그러나 현재 림프종 환우들의 대부분이 2002년 이후 설계된 상품에 가입된 경우가 많으며, 대부분의 가입 상품 약관에는 "수술

---

12 호갱님이란? 판매자들이 입으로는 '고객님'이라며 친절하게 굴지만 실제로는 고객을 우습게 보는 현실을 비꼰 표현(신조어)이다. (네이버 지식사전 참조_http://terms.naver.com/)

의 정의"가 상기와 같이 명시되어있어 보험사에서 보험금 지급을 거절하는 경우가 대부분이다.

그러다 보니 림프종 카페의 암 수술비 관련 게시판에는,

"누구는 케모포트로 암 수술비를 받았데, ○○ 님은 히크만카테터 삽입 시술을 건마다 청구해서 보험금으로 얼마를 받았다는데, ○○ 아빠는 청구가 모두 기각되어 한 푼도 못 받았대." 등의 많은 의견(글들)이 돌아다니고 있다. 정말 말도 많고, 탈도 많은 중심정맥관 시술되시겠다.

여기서 짚고 넘어가야 할 부분은 환우마다 생보사(생명 보험사)인지 손보사(손해 보험사)인지의 여부도 불분명하며, 위쪽에서 언급한 것처럼 2002년 이전 설계된 상품인지 그 이후의 상품인지에 대해서도 정보가 확실치 않다. 그러다 보니 흘러다니는 풍문만으로 "된다, 안 된다."를 놓고 설왕설래가 벌어지기도 한다.

대부분의 환우를 표본으로 삼고 암 수술비 청구 결과를 살펴보면 다음과 같이 3가지로 요약된다.

1. 보험사의 불인
   (보험금 지급 사유에 해당하지 않아 거절)으로 지급 받지 못한 경우
2. 보험금 지급 승인
   (약관에 "수술의 정의"가 명시되어있지 않은 舊(구) 보험)
3. 보험사와 협의(합의)로 일부 암 수술비를 인정받은 경우
   (단, 이 경우는 향후 동일한 시술(수술) 건으로는 청구하지 않겠다는 합의서를 종용하는 경우가 대부분)

앞선 투병 일기에 기록되어있지만, 필자는 케모포트와 카테터 삽입술 그리고 조직 검사를 위한 적출술, 자가 조혈모세포 이식술 모두를 경험했다.

하여, 본인이 가입되어있는 보험사를 상대로 암 수술비 청구를 준비하는 과정에서 겪은 내용을 기록하므로 향후 동일한 과정을 답습할 후배 환우들에게 길라잡이의 역할을 기대해보고자 한다.

» ○○○손해 보험 (암 보험)

- 암 수술비 청구 서류:
1. 수술 후 조직 검사 결과지(조직 검사를 위한 적출)
2. 수술 기록지 or 시술 기록지
   (조혈모세포 이식술), 세부 내역서(무균실 처치 내역)

- 보험금 지급 대상 안내:
1. 조직 검사를 위한 조직 적출술(외과 시행) 인정
2. 조혈모세포 이식술은 수술로 인정.
3. 중심정맥관 삽입술(케모포트 삽입술, 카테터 삽입술)은 불인정.

- 분쟁에 대한 대처:
1. 보험금 지급대상 1, 2번은 지급하고
2. 중심정맥관 삽입술(총 4회)에 대해서는 보험금 조정하여 일부 지급으로 종결하려고 함.

본 건은 합의가 이루어지지 않아 금융감독원 분쟁조정국으로 정식 접수되었다. 물론 보험사의 합의 노력을 배척한 것은 아니었지만, 보험에 가입하는 원론적인 부분(미래의 불확실한 사고를 대비하기 위한 방책)을 배척하는 합의(분쟁에 대한 보험금의 일부를 지급하고 향후 발생하는 동일 손해에 대해서는 청구하지 않겠다는 합의서를 요구했음.)를 종용했다는 것이 내겐 수용하기 어려운 부분이었다.

다음은 금융감독원에 접수되었던 민원 접수 내용이다.

**제목** : 혈액암환자 항암치료를 목적으로 하는 중심정맥관삽입술 암수술비 지급에 대한 분쟁

**민원요지** : 항암치료를 위한 중심정맥관삽입술을 4회 시술받아 암수술비특약으로 보험금 청구(各1회 ■■■■)를 하였는데, 보험사에선 '수술의정의'에 부합하지 않지만 고객의 형편을 고려하여 ■■■원의 지급보험금중 ■■■원을 지급하고, 향후 동일한 시술 건에 대해서는 암수술비 청구를 하지 않겠다는 합의서(제목: 보험금 산정결과에 따른 지급요청서)를 종용. 지급보험금 등 일부는 상호 동의하였지만 발생하지 않은 미래의 손해까지 합의를 종용하여 상호간 합치가 이루어지지 않음.

**민원내용** :

○ 언    제 : 2018. 2. 13 ■손해보험에 보험금 청구

○ 어디서 : 서울시 ■■■■■■■■■우체국에서 등기 발송

○ 누    가 : 보험 피보험자 김성남(7■■■■■■■0)

― 이하 중략 ―

결론을 말하면 2월에 제기한 분쟁의 건으로 그해 5월, 금융감독원 분쟁조정국 담당자의 중재로 인하여 앞서 기록한 보험금 일부(협의 보험금)를 수용하고 합의 조정되었다. 즉, 민원 제기의 건을 취하했다는 말이 되겠다.

원탁의 기사처럼 멋지게 칼을 빼 들어 "못 먹어도 고!"라는 심정으로 소송까지 불사하겠다는 초기 항전의 의지는 금감원 담당자의 부드럽고 원만한 설명과 중재로 인해 조정이라는 결말로 마무리

되고 말았다. 동일한 코스를 답습하게 될 환우들을 위해 소송까지 진행(판결)되는 선례(판례)를 남기려고 했던 처음의 결심이 꺾인 것만 같아 실망스럽기 그지없다. 눈앞에 보이는 경제적 이득을 택한 나의 선택이 스스로 편협하고, 무지하고, 부족한 사람으로 치부하는 것 같아 씁쓸하기만하다.

» ○○○손해 보험 (실손 보험)

- 암 수술비 청구 서류:

1. 수술 후 조직 검사 결과지(조직 검사를 위한 적출)
2. 수술 기록지 or 시술 기록지(조혈모세포 이식술)
3. 진단서(항암 치료를 위한 과정으로 케모포트 및 카테터 삽입술 시행)
»

- 보험금 지급 대상 안내:

1. 조직 검사를 위한 조직 적출술(외과 시행) 불인정.
2. 조혈모세포 이식술 수술로 인정.
3. 중심정맥관 삽입술(케모포트 삽입술, 카테터 삽입술) 불인정.

- 분쟁에 대한 대처:

1. 보험금 청구가 접수된 후 약 6개월 동안 아무런 대처 및 안내가 없었음.
   (보험금 청구 후 약 일주일 후 지급심사 지연안내 문자전달)
2. 보험사 현장 담당자가 치료하는 병원에서 주치의 진단서를 발급받음.

진단서 內 조직 검사는 암 수술이 목적이 아닌 암 진단을 하기 위한 수술이었으며, 중심정맥관 삽입술은 '수술'이 아닌 '시술'이란 표현을 사용하고 있으며, 보험사 약관의 '수술의 정의' 에 부합하지 않기 때문에 암 수술비 지급이 불가함을 전달.

3. 보험사와 조정 및 협의 불가. 금융감독원을 통한 문제 해결 방안 모색.

다음은 금융감독원에 등록한 민원 접수 내용이다.

1. **좌측 경부의 생검**(외과적 수술로 조직을 절취하여 염색체 검사를 시행한 수술) 수술은 암 수술의 직접적인 치료 목적이 아닌 진단을 위한 목적이므로 보험금 지급 대상이 아니다.
2. 케모포트 삽입술은 의료진 또한 '시술'이란 표현을 쓰고 있으므로 암 수술비를 지급할 수 없다.
3. 히크만카테터(중심정맥관) 4회 또한 '시술'이란 표현이 진단서에 명시되어있으며 회사의 '수술의 정의'에 해당하지 않으므로 암 수술이라고 보기 힘들다. 따라서 지급 불가 한다.

라고 보험사는 말을 합니다.

그러나 민원인이 생각은,

1. 혈액암의 경우 암이라는 진단을 하기 위해선 조직 검사(생검)를 필수적으로 거쳐야 하며, 그 생검 수술이 암의 직접적인 수술이라고 볼 수는 없을 수 있겠지만 결국 수술로 인해 경부에 있던 암 조직을 제거하게 되었고 그로 인해 외관상 보이는 암의 종괴가 사라졌

다면 직, 간접적인 이유를 막론하고 신체 내부에 있는 암덩이가 제거되었으므로 이는 암 수술로 판단해야 함이 옳다고 생각합니다. (민원인이 4월 금감원에 접수했던 k○○○손해 보험의 경우도 조혈모 세포 이식술과 생검 수술은 수술로 100% 인정한 것이 그 증거입니다.) 따라서 정상적인 외과 전문의가 집도하고 수술실에서 이루어진 수술은 암 수술이라고 판단해야 한다고 생각합니다.

2. 민원인의 주치의가 케모포트와 중심정맥관 삽입을 모두 '시술'이라고 진단서에 적시했다고 하고, 의료진이 '시술'이란 표현을 사용하고 있으므로 이는 암 수술에 해당하지 않는다고 보험사는 말하고 있습니다. 그러나 민원인의 생각은 이와 같지 않습니다. 그 이유는 다음과 같은 예로 살펴보겠습니다.

우리가 흔히 알고 있으며 쉽게 접하게 되는 '양악 수술', '라식, 라섹 수술'

사회 통념상 상기의 두 가지 의료 행위가 위험성 때문에 '수술'이란 표현을 쓰는 것일까요? 아닙니다. 이는 처음부터 의료 전문가들로부터 '수술'이란 명칭이 정해졌기 때문입니다. 그러나 이러한 명칭들도 요즘 들어선 '양악 앞면 윤곽술', '라식, 라섹 시술'로 고쳐 불리고 있습니다. 왜 그럴까요? 그 이유는 '수술'이란 표현보다 '시술'이란 표현이 소비자(환자)로 하여금 쉽고 간단히 그리고 위험성이 적다는 인식을 갖도록 하여 치료의 결정을 쉽게 할 수 있게끔 해주는 것뿐입니다. 즉, '수술'이란 단어가 '시술'로 변했다고 하여 의료 행위의 과정이 변질되지는 않는다는 말입니다.

이는 케모포트 삽입 시술, 중심정맥관 삽입 시술과도 같은 맥락이라고 생각합니다.

상기의 시술 모두 수술실(인터벤션실) 수술대에 누워서 시술이 이루어집니다. 환자는 수술대에 누워서 몸을 움직일 수 없게끔 벨트로 고정되며 지극히도 수동적인 상황에서 의료 행위가 이루어집니다. 또한, 마취 전문의를 통한 마취가 이루어질 뿐만 아니라 시술 후 환자 스스로 보행을 통해 병실로 이동할 수가 없습니다. 또한, 수술방에서 병실까지 돌보는 전문 도우미에 의해 이동되며, 지혈과 간염 예방 활동 등 모든 과정이 의료진에 의해 이루어집니다.

단순히 시술 시간이 짧아서, 의료진의 행위가 위에 언급한 미용 관련 수술처럼 간단해서, 위험성이 적어서 시술이란 표현을 쓰는 것이 아니라는 점입니다. 즉, '수술'이란 표현과 '시술'이라는 표현의 차이가 있을 뿐이며 결과를 보면 *혈액암이라는 암종의 치료를 위해서는 필수적으로 이루어져야 하는 의료 행위이며 이는 당연히 암 치료를 목적으로 하는 과정 중 행해지는 수술이라고 봐야 함이 옳을 것입니다.*

보험사와 보험금 지급을 두고 밀당하는 일은 '다윗과 골리앗의 싸움' 또는 '달걀로 바위 치기'란 말이 적절한 것 같다. 그만큼 어렵고 힘들다는 말이다. 그러나 거대 회사가 회사의 입장과 선례 등을 들어 정당한 보험금을 지급하지 않는 것을 무조건 수용해야 할 필요는 없다고 생각한다. 나뿐 아닌 또 다른 내가 계속해서 문제점을 제기하고 조정을 요구하게 된다면 우리 뒤에 따라오는, 또 다른 나에겐 조금 더 수월한 길이 열릴 수 있지 않을까?

처음엔 조혈모세포 이식도 암 수술로 인정을 안 했었는데, 피보험자들의 지속적인 민원 그리고 조정 결과가 나오면서 암 수술 보험금을 지급하게 되었다고 한다(보험 담당자와 통화 내용 中).

아직까지 현재진행형인 필자의 민원 건은 아마도 기각될 것으로 보인다. 그러나 필자의 민원 건이 기각이란 결과로 종결된다고 하여 모든 환우의 청구가 부정적인 방향으로 결론지어진다고 단정 지을 순 없다. 앞선 내용처럼 지속적, 반복적인 문제 제기는 명제의 원론적인 부분을 다시금 생각하게 할 수 있는 동기부여가 되기에 충분할 것이기 때문이다.

다소 복잡할 수도 있다. 어려울 수도 있다. 머리 아픈 일일 수도 있다.
누군가는 그런 스트레스가 병을 더 키운다는 말도 한다. 그러나 필자의 생각은 다르다.
내가 하지 않으면 누구도 나를 대신 해주지 않는다. 머리가 아프단 생각에 앞서 도전을 한다고 생각해보길 바란다. 치료 후 남는 자투리 시간을 활용한다고 생각해보길 바란다. 나나 당신이나 우리가 움직이고 흔들어야 나무의 열매를 떨어트릴 수 있다!

## 2. 국민연금공단을 통한 장애연금 신청
### 장애연금 알아보기 (국민연금공단 참조_www.nps.or.kr)

» **장애연금**

국민연금 가입 중에 발생한 질병이나 부상으로 인하여 신체 또는 정신상의 장애가 남은 경우 장애 정도에 따라 연금을 지급하는 제도

» **장애연금 수급 요건**
- 국민연금 가입 중 발생한 질병이나 부상으로 인한 장애
- 질병이나 부상의 완치(치료 종결) 또는 미완치(치료 계속)상병의 경우 초진일로부터 1년 6개월 경과
- 보험료 미납에 따른 지급 제한 사유에 해당되지 않을 것
  (초진일 당시 보험료를 납부한 사실이 없거나 보험료 납부 기간이 전체 고지 기간의 2/3에 미달하면 장애연금을 지급하지 않는다.)

» **장애연금은 신청 시점**

국민연금 가입 중에 생긴 질병이나 부상이 완치되었거나 미완치 상병의 경우 초진일로부터 1년 6개월이 경과된 시점에 신청하시면 됩니다.

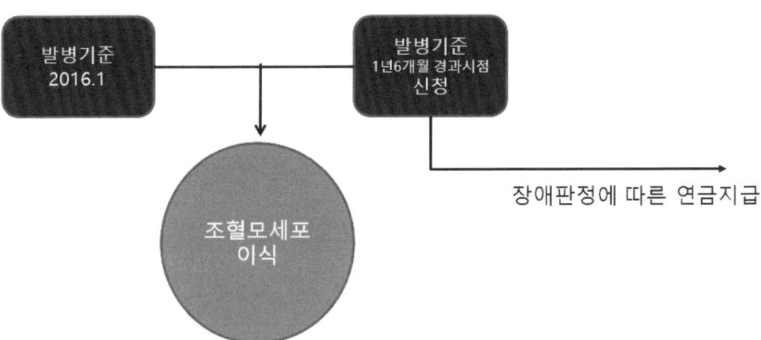

〈장애의 유형 및 더욱 자세한 정보는 국민연금공단 홈페이지 www.nps.or.kr에서 확인 가능〉

» **장애연금 장애 심사 업무 흐름도**

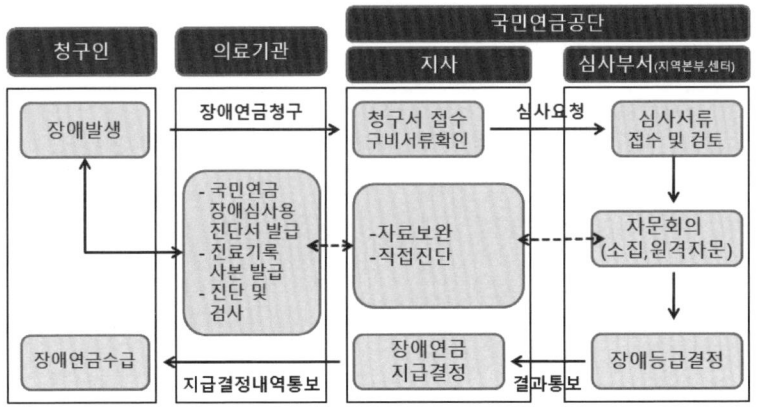

항암치료 이후의 것들

» 장애 심사 절차

| | 심사단계 | 처리부서 | 세부업무처리 | 처리기간 |
|---|---|---|---|---|
| 국민연금장애심사절차 | 청구서접수 | 지사 | 가입기간, 서류 등을 확인하여 심사 요청 (필요시 자료보완 요청) | 1~2일 |
| | 건강보험요양급여 내역조회 및 확인 | 지사 | 고객의 동의를 얻어 건강보험 요양급여 내역 확인 | 3~4일 |
| | 장애심사 | 심사 전문부서 | 2인 이상의 의학전문의가 참여하는 의학자문회의에서 장애등급 및 지급요건 등을 확인 및 판정 (정확하고 공정한 장애심사를 위해 자료보완 또는 직접진단을 요청할 수 있으며 이 경우 지사담당자가 별도로 연락드립니다.) | 21일 이내 |
| | 결정통지 | 지사 | 급여결정 통지서 발송(초진일, 완치일, 등급 등 심사결과 통지) *1개월 이상 처리 지연시 지연통보 | 1~2일 |

## 장애연금 신청 과정

» 거주지 관할 연금공단(지사)에 방문 또는 유선 연락

» 장애연금 구비 서류 안내

» 구비 서류 확인하여 병원에서 발급 → 국민연금공단 지사 접수 (직접 내방해야 함.)
  - 구비서류
  1. 국민연금 장애 심사용 진단서(국민연금 장애 심사 규정 서식)
  2. 국민연금 (혈액, 조혈기 장애) 소견서
  3. 초진 시점: 진료 기록지, 검사 결과지
  4. 1년 6개월 경과 시점: 진료 기록지(조혈모세포 이식의 경우 수술 기록지 첨부), 검사 결과지
  5. 청구 시점: 진료 기록지, 검사 결과지
  6. 기타 서류: 지급 받을 통장 사본, 신분증 사본, 가족관계증명

서(상세용), 혼인관계증명서(상세용)

》 **장애연금 심사 절차와 업무 흐름에 따라 지사 담당자로부터 연락 → 연금 지급에 대한 안내 → 연금 지급 개시 → 장애 등급 기준에 따라 장애연금 지급 기간 조정**

솔직히 말한다면 필자는 국민연금공단을 통해 장애 연금을 받을 수 있다는 사실 자체를 모르고 있었다. 다음 카페 '림사랑' 환우 모임을 통해 정보를 나누는 과정 중 알게 된 사실이며, 나를 포함한 많은 환우가 정당하게 받을 수 있는 장애연금에 대해서 정보의 부족으로 인해 청구 자체를 해보지 못하는 경우가 많은 것 같다. (복잡해서 포기하는 분들도 있었다.)

프롤로그에서 언급했듯, 시중에 나와 있는 많은 암 관련 서적들이 환우들에게 큰 도움이 되고 있는 것은 자명한 사실이다. (암을 이겨내고 견뎌내기 위한 과정과 방법에 대한 정보 전달) 그러나 치료가 끝난 후 극복해야 하는 개인적인 부분(치료 후 심리적인 부분과 보험금 청구와 같은 과정 등)들에 대해서는 "다소 정보의 허약함이 있지 않은가?"란 생각을 감히 가져본다. 짧은 부분을 하례하여 정보를 전달하고 있지만 이러한 내용이 림프종 환우와 보호자들에게 조금이나마 도움이 되었으면 하는 필자의 바람으로 간략히 기록해본다.

필자는 2018.4.5 장애연금 청구서를 접수하였으며, '보완(보정) 요구서'와 '장애연금 지급 결정 지연 통지서'를 각 한 번씩 우편으로 전달받았고, 그해 6월 25일 장애연금을 지급 받았다. 단, 심사 기간은 장애 등급 '3급'이었지만, 현재 시점 '등급 외급'으로 판정되어 매월 지급되는 방법이 아닌 일시금으로 지급되고 종결되었다. (2017.6.~2018.4. 총 11개월)

다소 복잡하고 어려운 과정일 수 있겠지만, 조금의 노력과 관심만 가진다면, 내가 납부했던 보험, 연금을 통해 당연히 지급 받아야 할 보험금을 수령할 수 있다.

부족하나마 환우들로 하여금 길라잡이의 역할이 되어주기를 바라본다.

## 3. 조혈모세포기증에 관하여
### 조혈모세포 기증에 관한 고찰

 백혈병을 포함한 혈액암의 경우 조혈모세포 이식을 통한 치료의 방향을 결정하는 경우가 많다. 보통 타인 조혈모세포 이식을 가리켜 '골수 이식'이라고 표현하는 경우가 많으나 최근에는 '골수 이식'이란 표현보다는 말초 혈액에서 채집하는 경우가 많아 '조혈모세포 이식'이란 표현을 많이 사용하는 것 같다. 어감 또한 '골수 이식'이라고 하면 뭔가 어마무시하게 들리지 않는가?

 사실 필자 또한 투병을 시작하기 전만 하더라도 조혈모세포 이식이란 단어 자체를 들어본 적이 없었다. 그만큼 관심이 없었단 방증이다. 림프종을 만나고 기본 항암 치료에 임하면서 혹여 항암 치료가 불응 되었을 경우 차기 치료가 어떤 것이 있는가를 알아보던 중 조혈모세포 이식을 알게 되었다. 더불어 조혈모세포 이식이 무엇인지, 과정이 어떻게 이루어지는지, 또 자가 조혈모세포 이식으로 치료의 성과를 이루지 못할 경우 동종(타인) 조혈모세포 이식의 과정을 따라야 한다는 것도 알 수 있었다.

몇 주 전, 딸아이가 친구와 함께 헌혈을 하고 왔다. 헌혈을 하고 와선 파랗게 멍든 팔뚝을 들이밀면서 영웅담을 이야기하기에 머리를 쓰다듬어주었다. 그리고 헌혈을 한 용기를 칭찬해주었고 헌혈의 필요성과 그 혈액을 기다리는 환우들에 관해서 이야기해주었다. 그리고 생각해봤다.

'만약, 내가 림프종 환자가 아니었다면, 내가 수혈을 받아 본 경험이 없었다면 딸아이의 헌혈에 대해서 이토록 관대할 수 있었을까?'

아마도 내 병증이 아니었다면, 난 딸아이를 나무랐을 것이 분명하다. 게다가 여성들은 생리혈로 몸속 피가 남자보다 부족하지 않던가? 옛 어른들도 몸속에 피를 빼내면 그만큼 몸이 약해진다는 생각을 하셨기에 헌혈이라도 하고 오면 큰 꾸중을 들었던 기억이 난다.

책 한 권을 통해 저자(著者)랍시고 독자들에게 헌혈이나 조혈모세포 기증을 권유할 순 없다. 내겐 그만큼의 설득력과 당위성이 부족하다. 그러나 조혈모세포 이식이 어떤 것이며, 그 과정과 절차를

항암치료 이후의 것들

소개함으로써 지금도 자신의 조혈모세포와 일치하는 공여자를 기다리는 여러 혈액암 환우들에게 조금이나마 희망이 되는 기록을 남기고 싶은 마음만 전달되기를 바란다.

며칠 전, 지하철역에서 조혈모세포 기증 관련 광고를 보게 되었다. 옛날 같으면 무관심하게 지나쳤을 그 광고가 기억에 남아 사진을 한 컷 남겨보았다.

가난한 희망을 하나 갖고자 한다면 부디 이 책의 한 지면을 통해

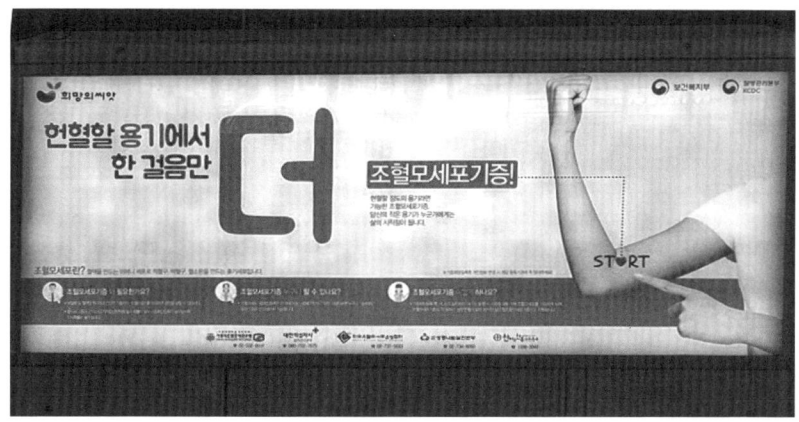

## 소개 및 현황

» **조혈모세포란?**

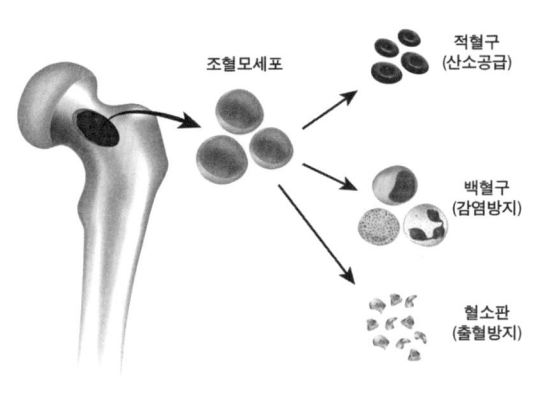

혈액을 구성하는 적혈구, 백혈구, 혈소판을 만들어 내는 줄기세포로 골수(뼛속), 말초 혈액, 제대혈 속에 포함되어 있습니다.

» **조혈모세포 기증**

백혈병과 같은 혈액암 환자들은 건강한 혈액을 만들어 내지 못해 생명을 유지하기 어렵습니다. 따라서 타인의 건강한 조혈모세포를 이식받아 정상적인 기능을 수행할 수 있는 혈액을 만들어 냄으로써 생명을 유지할 수 있게 환자와 같은 조직 적합성 항원형(HLA)을 가진 공여자(기증 희망 등록자)가 건강한 조혈모세포를 제공해 주는 것을 말합니다. 혈액을 구성하는 적혈구, 백혈구, 혈소판을 만들어 내는 줄기세포로 골수(뼛속), 말초 혈액, 제대혈 속에 포함되어 있습니다.

» **조혈모세포 기증 절차**

1. **조혈모세포 기증 희망 등록 신청**
    - 전국의 대한적십자사 헌혈 장소 방문
    - 상담 후 '조혈모세포 기증 희망자 등록 신청서' 작성
    - HLA 검사를 위한 혈액 검체 5mL 채혈

2. **국립장기이식관리센터(KONOS) 데이터 등록**
    - 국립장기이식관리센터에 데이터 등록
    - '조혈모세포 기증 희망자 등록 신청서'에 기록된 내용
    - HLA 검사 결과

3. **조정 기관의 HLA 일치자 검색**
    - 환자 발생에 따른 의료기관의 HLA 일치자 검색 요청
    - 검색된 등록자의 기증 의사 재확인 및 건강검진
    - 조정 기관: 한국조혈모세포은행협회, 가톨릭조혈모세포은행

## 4. 사전 준비

- 골수 기증: 자가혈 채취

  (기증 후 수혈을 위한 혈액을 1~3주일 전 약 800mL(2 unit) 채취)

- 말초혈 조혈모세포 기증:

  과립구 집락 촉진인자 피하주사(뼛속의 조혈모세포를 혈액으로 이동하게 하기 위한 촉진제를 3~4일간 피하주사)

- 환자: 이식이 결정되면 환자는 이식 1~2주일 전부터 고단위 방사선 치료 및 화학 요법에 들어가게 되며, 이때 *기증자가 기증을 거부할 경우 환자는 사망에 이르게 될 수 있습니다.*

## 5. 조혈모세포 기증

- 기증 하루 전 입원하여 조혈모세포 채취

  (채취를 위해서는 3일~4일간의 입원 기간이 필요함.)

## 6. 일상생활 복귀

- 기증 다음 날 퇴원이 이루어지며 기증 후 2~3주 후면 원상회복되며 그 사이 기간에도 혈액세포 생성 능력에는 전혀 지장을 받지 않습니다.

» **조혈모세포(골수) 기증의 필요성**

백혈병 등 조혈모세포 이식이 필요한 환자는 혈연 또는 비혈연

간 조혈모세포 기증의 방법을 통해 이식 가능.

매년 약 500여 명의 조혈모세포 이식 대기자 발생: 40% 정도만 조혈모세포 기증(비혈연)을 통해 이식받음. 비혈연 간 조혈모세포 기증 희망자 수의 증가는 HLA 일치 확률 증가

## » 조혈모세포 이식 현황

| 구분 | 기증자 | | |
|---|---|---|---|
| | 계 | 국내 | 국외 |
| 1995 | 2 | - | 2 |
| 1996 | 19 | 8 | 11 |
| 1997 | 21 | 8 | 13 |
| 1998 | 27 | 17 | 10 |
| 1999 | 74 | 48 | 25 |
| 2000 | 100 | 45 | 54 |
| 2001 | 124 | 75 | 48 |
| 2002 | 152 | 113 | 39 |
| 2003 | 164 | 127 | 37 |
| 2004 | 195 | 155 | 40 |
| 2005 | 226 | 190 | 36 |
| 2006 | 277 | 216 | 61 |
| 2007 | 336 | 300 | 36 |
| 2008 | 394 | 333 | 61 |
| 2009 | 392 | 368 | 24 |
| 2010 | 445 | 432 | 13 |
| 2011 | 522 | 497 | 25 |
| 2012 | 489 | 463 | 26 |
| 2013 | 499 | 469 | 30 |
| 2014 | 529 | 498 | 31 |
| 2015 | 512 | 489 | 23 |
| 2016 | 561 | 540 | 21 |
| 총계 | 6,060 | 5,393 | 667 |

자료 출처: 가톨릭조혈모세포은행, 한국조혈모세포은행협회
*공여자 림프구 주입(DLI, Donor Lymphocyte Infusion)포함된 수치이며 기타 사항은 가톨릭조혈모세포은행의 DLI 현황임.

## 등록방법

» **기증 희망 등록 기준**

만18세 이상 40세 미만의 건강한 분들로서 다음의 질병이 없어야 합니다.

1. HIV 감염 또는 에이즈(AIDS)
2. 조절이 안 되거나 입원이 필요한 정도의 중증의 천식
3. 각종 악성 종양
4. 투약이 필요한 당뇨병
5. 지난 1년 안에 2회 이상의 발작 경험이 있는 간질
6. 심장 발작(heart attack), 심혈관 우회로 수술, 기타 심장병
7. 간 질환, 간염, 성병, 결핵
8. 빈혈, 고혈압, 저혈압
9. 정신 질환 지적장애인 (다만, 정신과 전문의가 본인 동의 능력을 갖춘 것으로 인정하는 사람은 그러하지 아니한다.)
10. 저체중(남: 50kg 미만, 여: 45kg 미만)

\* 1, 2, 3, 4, 6, 8, 9번 항목은 현재 질병이 없고 과거 어느 시점에서도 기왕력이 없어야 함.
\* 5, 7번 항목은 현재 질병이 없고 과거 1년간 기왕력이 없어야 함.
\* 10번 항목은 현재 없으면 됨.

### » 기증 희망 등록 방법

가까운 헌혈 장소를 방문하여 상담 후 '조혈모세포 기증 희망자 등록 신청서'를 작성한 후 조직 적합성 항원형 검사를 위한 혈액 검체 5mL를 채혈하면 됩니다.

### » 기증 희망 등록 시 유의 사항

1. 조혈모세포 이식은 환자와 그 가족에게는 생명의 희망입니다.
2. 기증 희망 등록 후 연락이 안 되거나 가족 반대 또는 본인의 기증 거부로 인해 이식이 불가능하게 될 경우 이식을 기다려 온 환자들에게 더 큰 상처가 됩니다.
3. 기증 희망 등록을 하고자 하시는 경우 본인의 의사를 가족에게 알리시고, 기증에 대한 정확한 상담을 통한 결정을 부탁드립니다.
4. 그리하여 10년, 20년 후 조직 적합성 항원형이 일치하는 환자분이 나타났다는 연락을 받으셨을 때 그 약속이 지켜질 수 있

기를 부탁드립니다. 환자분이 나타났다는 연락을 받을 수 있도록 개인 정보 수정을 아래 방법으로 꼭 해주시기 바랍니다.

＊ 혈액관리본부 고객지원팀(080-722-7575/수신자 부담) 연락

조혈모세포 기증 관련 내용 - 대한적십자사 혈액관리본부에서 발췌
(대한적십자사 혈액관리본부 발췌_https://www.bloodinfo.net/stemcelldonation_intro.do)

| 에필로그 |

  첫 프롤로그를 기록하며 이 책의 여정이 언제쯤 끝나게 될지를 진지하게 생각했었다. 단순한 기록을 손에 잡히는 결과물로 내놓아야 한다는 심적 무게감과 사실에 기인한 기록이 사람들에게 전달되는 과정 중 왜곡되지 않아야 한다는 정신적 압박이 있었음을 고백해본다. 그럼에도 불구하고 어느새 책의 마지막 장을 장식하는 페이지에 서있는 나를 보면서 부끄러움과 뿌듯함을 동시에 느껴본다. 또한, 미천한 자를 통하여 기록하게 하시고 투병기를 함께 해주신 하나님 아버지께 무한한 감사와 영광을 올린다.

  전문 작가도 글쟁이도 아닌 림프종에 걸린 환자 나부랭이가 홀로 400페이지가 넘는 두 권의 책을 엮는 과정은 결코 순탄치 않았다. 과연 어떻게 이야기를 풀어나가야만 진정으로 림프종 환우들에게 도움이 될까? 지금까지 세상에 나와 있는 암 관련 서적들과는 어떤 차별성을 가져야 할까? 책의 구성을 어떻게 엮어야만 독자(환우와 환우 가족들)로 하여금 조금은 쉽게 접근할 수 있고 가독성 있는 글이 될 수 있을까? 투병 기록의 딱딱함과 절망감보다는 소프트하고 희망적인 일상을 유머러스하게 전달할 수 있는 방법은 없을까? 정말 많은 고민과 고민으로 노트북 자판을 수도 없이 두드린 시간이었던 것 같다.

　기록의 과정 중 정기검진과 검진 결과의 기복(起伏)으로 인해 셀 수 없는 감정의 롤러코스터를 타본 적도 있으며, 재발이라는 숨은 복병이 언제 나를 덮칠지 모른다는 두려움에 글쓰기를 멈춘 기간도 있었다. 시간이 지나고서 뒤를 돌아보니 '그때는 그랬었지…', '맞아! 이랬구나.' 하며 웃음으로 아픔을 가릴 수 있는 여유가 생긴 것도 사실이지만, 아직도 일기 속 기억의 장면이 문뜩 떠오를 때면 그저 웃음으로 무마하기엔 가슴 한편이 먹먹해져 하늘을 바라봐야 할 때도 있다.

　글의 서두에 잠깐 밝혔듯 림프종을 만나게 되었다고 확신하는 사건으로 인하여 현재도 법리적 다툼으로 송사(訟事)가 계속 진행 중이며, 그 결말을 난 쉽게 예측할 수 없다. 그로 인해 전혀 신경을 안 쓴다고 한다면 그건 거짓말일 테지만 그전과는 확연히 달라진 것이 몇 가지 있다.

　첫째, 업무와 상황을 마주하던 태도를 바꾸었다.
　오늘 안 되면 내일! 걱정한다고 결과가 달라지지는 않는다. 마음에 여유를 가지자!

둘째, 스트레스를 해소하는 방법을 찾았다.

가까운 산을 찾아 걷거나 어지러운 것들을 해소하기 위하여 가벼운 운동으로 마음속 병을 키우지 않는다.

셋째, 영양가 있는 식사를 하려고 노력한다.

현대 세상을 살면서 인스턴트 음식을 완전히 거부하고 살 수는 없다. 먹는다! 다만 먹는 횟수를 줄이려 노력하고 가급적이면 신선한 음식을 먹으려고 한다. 맛있는 음식이 있다면 외식도 자주 한다. 먹는 게 남는 것!

맥락에 어울리지 않을지도 모르겠지만,

스티브 잡스가 스탠퍼드대학교 졸업식에서 했던 축사내용 중 "connecting the dots"를 인용하고자 한다. 스티브 잡스는 대학 시절 도강으로 들었던 수업(큰 기대 없이 그냥 들었던 수업)을 통해 훗날 애플에서 사용하는 필체를 디자인하게 되었다고 한다. 즉, 점처럼 찍어왔던 과거의 사소한 경험들이 점이 되어 쌓이고, 그 점들이 모여서 내가 원하는 하나의 선(결과물)으로 연결되어 인생이 되었다는 말이다.

단순한 비교는 어려울지 모르겠지만,

난 치료의 과정도 하나의 점이라고 생각한다. 금은보화를 준다고 해도 쉽게 승낙하기 어려운 경험을 우리는 했으며, 지금도 하고 있으며, 앞으로 해야 할 자리에 서있지 않은가? 나의 경험이 하나의 점으로, 당신의 경험이 하나의 점으로, 우리의 경험이 하나의 점으로 연결되어 하나의 선이 된다면! 그 후에 그 자리를 걸어야 할 이들에겐 선을 넘어서 가시적으로 확연한 길(道)이 되지 않겠는가?

    나를 포함한 모든 환우가 5년이란 완치에 목적지를 향해 오늘도 자신을 단련하며 살아가고 있다. 어떤 이는 과거의 병력을 모두 잊은 채 살아가지만, 어떤 이는 병에 사로잡혀 치료 이후에도 재발이라는 사자 앞에 전전긍긍하는 모습을 보이기도 한다. 물론 모든 환우가 전자(前者)의 발자취를 따라가고자 하지만 정기검진 때마다 진료실 대기석에서 가슴 졸이는 자신의 모습을 부정하지는 못할 것이라 생각된다.
    마음이 얼어붙어 있으면 봄은 우리 마음에 절대 찾아오지 못한다. 병증에 대해 걱정할 시간이 있다면 그 시간에 내일을 계획해 보시길 바란다.

    끝으로 이 책이 림프종 환우들에게 공감(共感)을 형성하기에 부족함이 없기를 바라며, 머리로 이해되는 것보다 마음으로 받아들여지는 내용이 되기를 소망해본다. 또한, 림프종으로 투병했거나 투병 중이거나 투병을 앞둔 환우들에게 조금이나마 도움이 될 수 있기를 바라며 오늘도 병의 무게로 쓰러져가는 당신을 일으켜 세워줄 수 있는 자양강장제 같은 역할이 되어주는 도서가 될 수 있기를 간절히 소망해본다.

2018년 가을.

| Special thanks giving |

먼저 나를 병으로 시험하시고, 치료하시고, 다시 돌아올 수 있게 만들어 주신 하나님 아버지께 감사드립니다.

그리고
내 투병의 하루하루를 마음 졸이며 함께 해준 나의 사랑하는 아내와 딸과 아들.
못난 아들놈 때문에 눈물의 두께만큼 가슴에 상처기가 생긴 나의 부모님.
사위 놈이 안쓰러워 맛있는 음식으로 슬픔을 감추신 처가 부모님 그리고 손위처남.
누구보다 나의 정신적 버팀목이 되어준 내 동생 그리고 제수씨와 두 명의 조카들.
이양수 목사님과 사모님, (故) 조규준 목사님과 사모님 그리고 늦게나마 내게 큰 힘이 되어주신 류천형 목사님과 최숙희 사모님을 비롯하여 나를 위해 중보 기도로 힘을 주신 많은 분께 깊은 감사를 드린다.

잦은 연락은 아니지만 늘 마음 깊이 염려해주시고 걱정해주신 김학복 이사장님과 이은미 원장님 그리고 한솔 아카데미 선생님들께 고개 숙여 감사드린다.

어릴 적 친구들의 모임인 卯同會 녀석들과 동문 모임인 2成5 계돌이들에게 한량없는 고마움을 전한다.

인터넷 다음 카페 '림사랑' 환우 모임을 통해 희망과 용기를 많이 얻었다. 카페 회원들과 더불어 특별히 매주 함께 산행해준 톡방 식구들 모두에게 깊은 감사의 말을 전하고 싶다.

협회 행사 때마다 문자를 보내주신 혈액암협회 간사님과 카페지기를 포함한 운영진에게도 깊은 감사를 드린다.

무엇보다 환자를 배려하고 늘 유머러스하게 말씀해주신 고려대학교 구로병원 혈액내과 최철원 교수님과 의료진께도 깊은 감사의 말씀을 전한다.

하나하나 일컬으면 기록의 지면이 부족하리라 생각한다.

나를 위해 걱정하고, 염려하고, 마음써주시고, 용기 주신 모든 분에게 이 글을 통해 깊은 감사의 인사를 전한다. 아직 갈 길이 적지 않게 남아있음을 잘 알고 있다. 지금처럼 늘 기도와 감사함으로 하루하루를 열심히 살겠다는 약속을 감히 드려본다.

나는 그렇게
림프종(임파선암)을 만났다 2

펴 낸 날    2019년 1월 19일

지 은 이      김성남
펴 낸 이      최지숙
편집주간      이기성
편집팀장      이윤숙
기획편집      이민선, 최유윤, 정은지
표지디자인    이민선
책임마케팅    임용섭, 강보현
펴 낸 곳      도서출판 생각나눔
출판등록      제 2008-000008호
주    소      서울 마포구 동교로 18길 41, 한경빌딩 2층
전    화      02-325-5100
팩    스      02-325-5101
홈페이지      www.생각나눔.kr
이 메 일      bookmain@think-book.com

· 책값은 표지 뒷면에 표기되어 있습니다.
  ISBN 978-89-6489-939-7   04810 (세트)
        978-89-6489-941-0

· 이 도서의 국립중앙도서관 출판 시 도서목록(CIP)은 서지정보유통지원시스템 홈
  페이지(http://seoji.nl.go.kr)와 국가자료공동목록시스템(http://www.nl.go.kr/
  kolisnet)에서 이용하실 수 있습니다(CIP제어번호: CIP2019000352).

Copyright ⓒ 2019 by 김성남, All rights reserved.
· 이 책은 저작권법에 따라 보호받는 저작물이므로 무단전재와 복제를 금지합니다.
· 잘못된 책은 구입하신 곳에서 바꾸어 드립니다.